The Reflexology Manual

Treating the Body Through the Feet and Hands

［英］保利娜·威尔斯 —— 著　翁玮 —— 译

Pauline Wills

后浪出版公司

反射疗法

按摩手、足
恢复身体自愈力

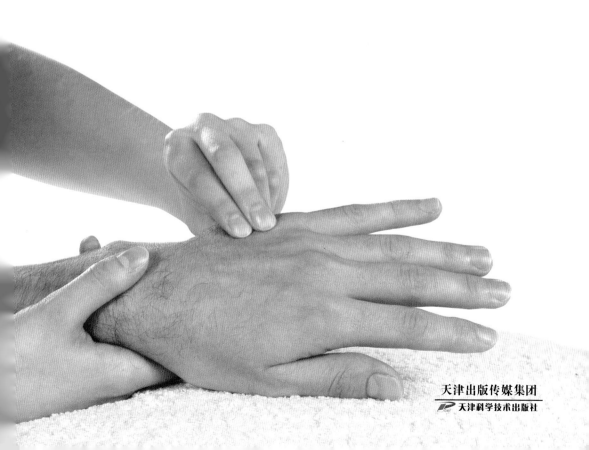

天津出版传媒集团

天津科学技术出版社

图书在版编目（CIP）数据

反射疗法：按摩手、足 恢复身体自愈力 /（英）
保利娜·威尔斯（Pauline Wills）著；翁玮译 . -- 天
津：天津科学技术出版社，2021.5
　　书名原文：The Reflexology Manual
　　ISBN 978-7-5576-9006-9

　　Ⅰ . ①反… Ⅱ . ①保… ②翁… Ⅲ . ①反射疗法
Ⅳ . ① R454.9

中国版本图书馆 CIP 数据核字 (2021) 第 065534 号

反射疗法：按摩手、足 恢复身体自愈力
FANSHELIAOFA: ANMO SHOUZU HUIFU SHENTI ZIYULI

责任编辑：梁　旭
责任印制：兰　毅
出　　版：天津出版传媒集团
　　　　　天津科学技术出版社
地　　址：天津市西康路 35 号
邮　　编：300051
电　　话：（022）23332400（编辑部） 23332393（发行科）
网　　址：www.tjkjcbs.com.cn
发　　行：新华书店经销
印　　刷：北京盛通印刷股份有限公司

开本 720×1000　1/16　印张 8.75　字数 186 000
2021 年 5 月第 1 版第 1 次印刷
定价：49.80 元

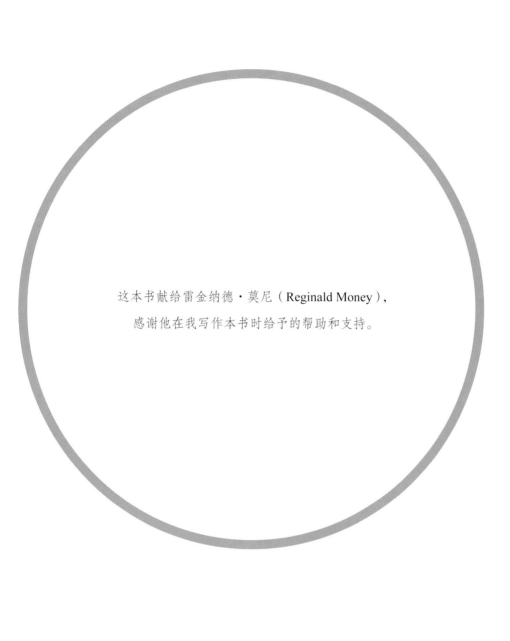

这本书献给雷金纳德·莫尼（Reginald Money），
感谢他在我写作本书时给予的帮助和支持。

致谢

本书作者谨向杰奎琳·帕尔默（Jacqueline Palmer）、塞西莉亚·沃尔特斯（Cecilia Walters）、帕特丽夏·杰克逊（Patricia Jackson）、佐伊·休斯（Zoë Hughes）、伊莱恩·帕廷顿（Elaine Partington）及其他所有为创作本书而贡献一己之力的人表示感谢。

图片出处说明

ShutterStockphoto.Inc 1 Cherries；6~7 Photographee.eu；8 Ditty_about_summer；12 Vladimir Gjorgiev；16 S.Dashkevych；20~21 Image Point Fr；24~25 Sitthichai.S；28~29 wavebreakmedia；46 Novikov Alex；52 Golubovy；58~59 Image Point Fr；64 violetblue；70 Wischy；74~75 sylv1rob1；78 Irina Bg；84 Maridav；90 wavebreakmedia；96 Africa Studio；102 liza54500；106 Kostenko Maxim；110~111 wavebreakmedia；114 DeeaF；116 Image Point Fr；122 ESB Professional；130 Image Point Fr；133 fizkes

封面及其他所有图片 Sue Atkinson

目录

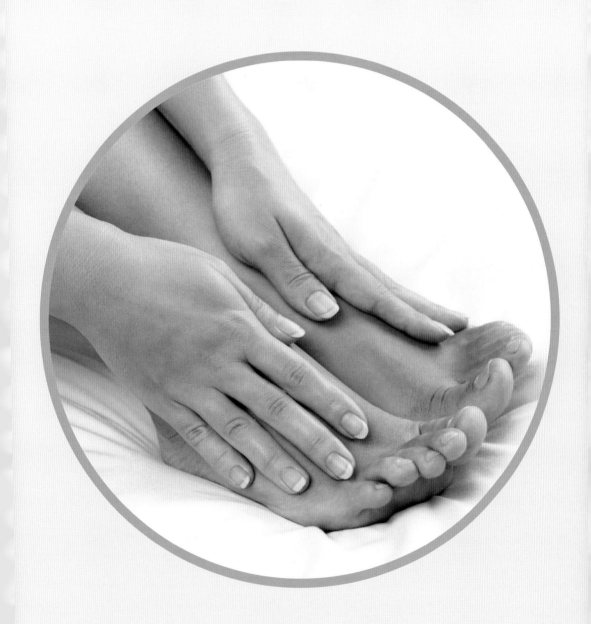

何为反射疗法

反射疗法的本质是一个给予和接受的过程。
一方面，施术者将治愈的能流传递给了患者，
另一方面，患者也给出了相应的反馈。

　　反射疗法是一种对人的足底、手掌的反射点进行按压按摩的整体疗法。"反射"在此意为反映，或者说镜像。每个反射区都对应着人体的某个器官。

　　该疗法的理论基础认为，人体充盈着一种叫"精气"的物质，这种物质在人体内的器官之间循环流动，渗透到每个活细胞和组织之中。如其运动在某个环节受到阻碍，那与受阻部分相应的身体部位也会受到影响。精气运行受阻的地方会在对应的手脚部位形成"结节"。反射疗法中的按压按摩就是专门用来找到并打通这种阻碍的一种措施。人为地对血液、淋巴循环系统进行刺激能够促进病体排出毒素，从而使机体恢复健康。

　　除了治病，反射疗法也不失为一种缓解压力、排解紧张、消除疲劳的有效手段。这种疗法和针灸一样，也可以用来预防疾病。

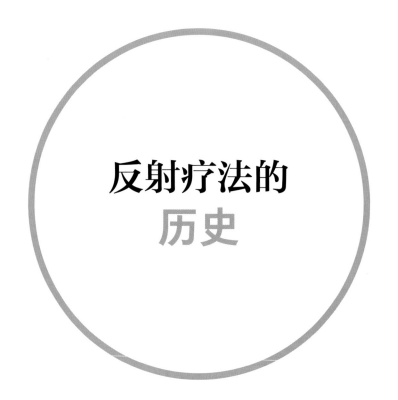

反射疗法的
历史

　　反射疗法，即一般说的"区域疗法"（zone therapy）的发祥仍然是个谜。威廉姆·菲兹杰拉德博士（Dr. William Fitzgerald）在其著作《区域疗法》（*Zone Therapy*）中，认为这种疗法是"五千年前在中国和印度出现的一种以触压为主要手段的治疗方法。不过，后来这门技术要么是失传了，要么就是被世人淡忘了。或许是因为与它同根同源的针灸疗法的快速发展让这门技术的光芒被掩盖了"。有人认为区域疗法起源于埃及，证据是一幅公元前 2,330 年埃及人陪葬图画。画上有四个人，其中两人分别在接受足底和手掌按摩。还有人认为该疗法起源于印加人，一个古老的秘鲁民族，这大概要追溯到公元前 12,000 年。根据推测，印加人后来把这门技术传给了北美的印第安人，并流传至今。

　　区域疗法最早从公元 1500 年开始就一直有人使用，这是肯定的。相传佛罗伦萨著名的雕刻家切利尼（Cellini，1500—1571）发现用力按压手指和足趾能缓解身体的疼痛，并取得了良好的效果。据说美国第 20 任总统詹姆斯·艾伯拉姆·加菲尔德（James Abram Garfield，1831—1881）被行刺后，也是通过按摩足底反射区来缓解疼痛。在 16 世纪，欧洲出版了数本关于区域疗法的书籍。阿达姆斯博士（Dr. Adamus）和阿塔迪斯博士（Dr. A'tatis）合著过一本。随后不久，鲍尔博士（Dr. Ball）在莱比锡也出版了一本类似的书籍。

　　威廉姆·菲兹杰拉德博士是现代反射疗法的鼻祖。他出生于 1872 年，于 1895 年毕业于美国佛蒙特大学医学院。在维也纳、巴黎和伦敦多家医院实习后，他成为一名耳鼻

纵向能量区

人的身体被划分为十个等分的纵向能量区——以人体中心线为界，向左右尺侧分别做宽度相同的五等分。每条纵向能量区都从手指出发，上行经由头部再行至足趾。要注意，这里用来划分纵向能量区的分割线纯粹是人为赋予的，与针灸用到的人体经络图线有着本质上的不同。

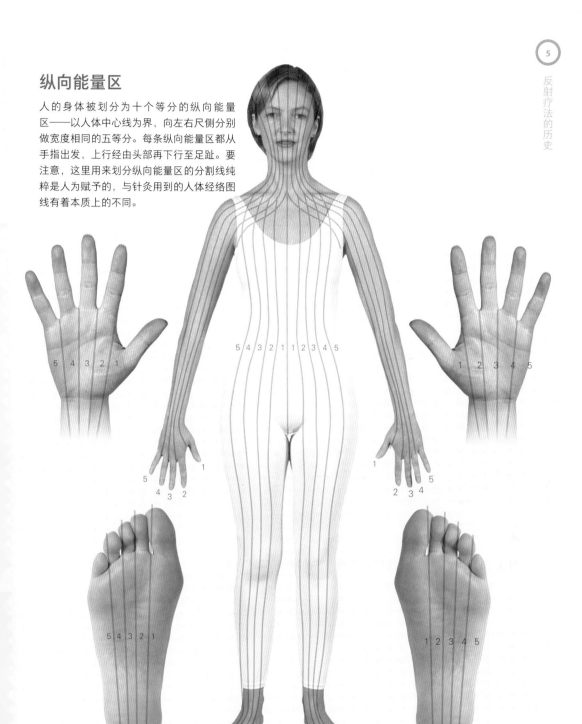

喉科专家，定居在美国康涅狄格州。在维也纳工作期间，他研究了布雷斯勒博士（Dr. H. Bresslar）的同名著作《区域疗法》（*Zone Therapy*）。在这本书中，布雷斯勒博士讨论了足部反射区和人体各器官之间的关系，有趣的是，他认为足部按摩治疗在 14 世纪就有人应用了。

菲兹杰拉德博士是历史上第一位对患者正式实施区域疗法的人。他利用橡皮制的套圈、夹子和探针对患者足部的一些部位施加压力，并发现这种压力可使人体对应部位产生麻木感。后来通过进一步的研究，他用假想出来的人体中线从头顶往下将身体分为左右两个部分，并进一步细分为左五、右五共十个等宽的纵向能量区。

这十个纵向能量区的两端都分别在足底和手掌上。1 区从拇指开始向上延伸经过手臂依次到达肩膀、脖颈、头部，然后沿身体向下直达拇趾。2 区从食指开始向上延伸经过手臂依次到达肩膀、脖颈、头部，然后沿身体向下直达二趾。3 区从中指开始向上延伸经过手臂依次到达肩膀、脖颈、头部，然后沿身体向下直达三趾。4 区从无名指开始向上延伸经过手臂依次到达肩膀、脖颈、头部，然后沿身体向下直达次小趾。5 区从小指开始向上延伸经过手臂依次到达肩膀、脖颈、头部，然后沿身体向下直达小趾。

1916 年，菲兹杰拉德博士的同事埃德温·巴伍兹博士（Dr. Edwin Bowers）公布了区域疗法。一年后，他们合作出版了《区域疗法》，书中分别给外科、牙科、妇科、耳鼻喉科医生和按摩治疗师提出了一些建议。该书第一版收录了足部反射区和身体十个能量区的对应关系示意图。再后来，菲兹杰拉德博士面向医学生开课讲解这种方法。

然而当时医疗界并没有普遍接受这种理论。只有一位名叫约瑟夫·谢尔比·赖利（Joseph Shelby Riley）的医生对此理论表现出浓厚的兴趣，他和同为医生的妻子都旁听了菲兹杰拉德博士的讲座，希望能将这种方法应用到医疗实践中去。后来，是约瑟夫的助

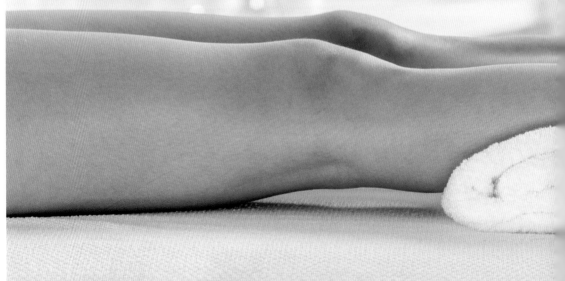

手尤妮斯·英厄姆（Eunice Ingham，1879—1974）将该理论发扬光大，成为我们今天知道的反射疗法。

尤妮斯女士认真地研究了人体的解剖结构与十个能量区的联系，发现足部确实存在对应了身体各器官的反射治疗区。她发现足部的感受性比起手部更为敏感，治疗效果更好。这就是为什么反射疗法较多用在足部的原因。

尤妮斯女士花费多年时间周游世界各地，与包括按摩师、骨科医生、理疗医师在内的临床治疗者们分享了她的知识。她名下有两部著作：《脚的声音》（*Stories the Feet Can Tell*）和《脚的故事》（*Stories the Feet Have Told*）。1960 年，反射疗法经由她的一个学生多琳·贝莉（Doreen Bayly）传入了大不列颠，多琳建起了一所专门的培训学校。尤妮斯也去往欧洲从事教学工作。

如今，随着解剖学和生理学水平的不断提升，反射疗法也越来越科学，得到了传统医学和正统医学的认可：很多国家承认反射疗法组织（的合法性）。反射疗法在全世界范围内蓬勃发展。

五千年前在中国和印度出现的
一种以触压为主要手段的治疗方法。

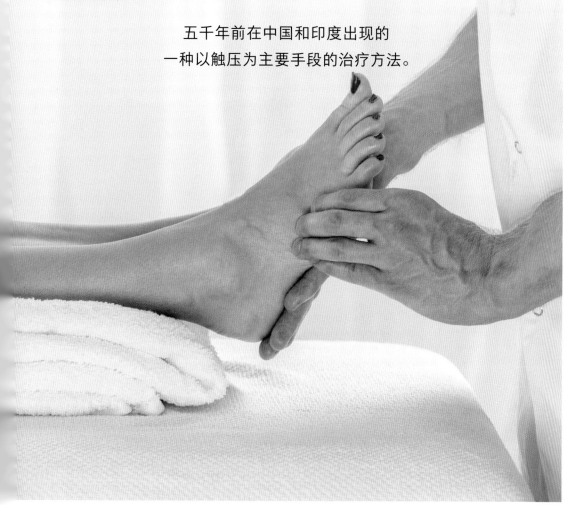

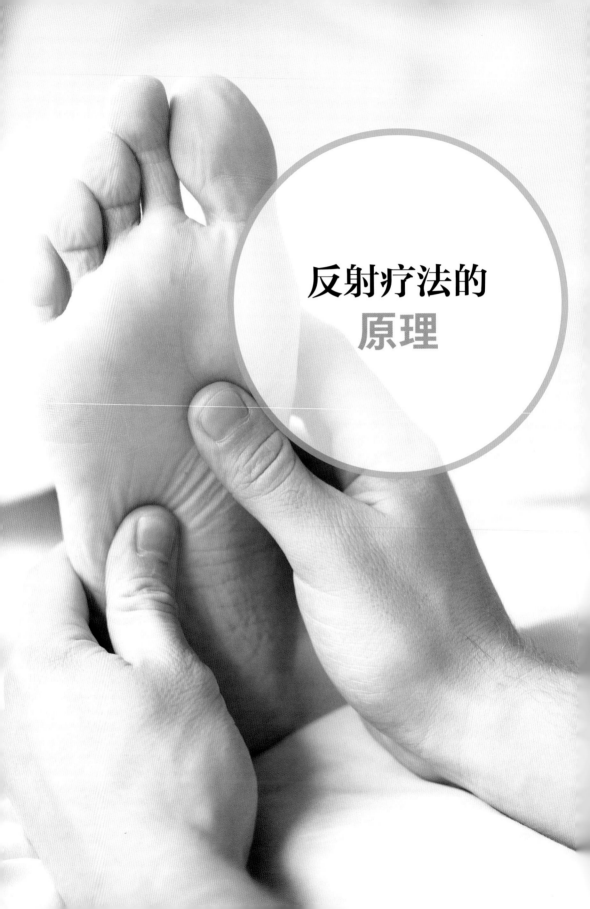

反射疗法的
原理

反射疗法，亦即区域疗法，其理论基础为菲兹杰拉德博士提出的区域系统相关概念。前文也提到，人体分为十条互相分离的纵向能流，左右半身各五条。能流从头到足再到手指不断循环，我们把它们称作"区域"。身体的所有器官、肌肉都位于这些区域中（参见第 10 页图）。

1970 年，《足部反射区治疗》（*Reflex Zone Therapy of the Feet*）的作者德国反射治疗专家汉妮·马夸特（Hanne Marquardt）发现，若在十处纵向区域的基础上再分为三处横向区域，在足部定位反射区会变得更为简便。于是她分别在躯干和足部又添上了三条假想出来的分割线，将相关区域一一对应——这样一来，足部反射区的定位就更为准确了。通过新的划分方法，手部反射区也变得更精准了。只是由于手部的结构特殊性，仅第二条横线在手部有对应（参见第 11 页图）。

横 1 区位于上肢带（支持上肢的环状结构），与头部、颈部相联系。足部反射区为第一横线，即上肢带线以上区域。横 2 区位于腰部，与胸部、上腹部相联系。足部反射区为第一横线和第二横线，即上肢带线和腰线之间的区域。以上这些身体部位在手部的反射区皆在第二横线以上。

横 3 区穿过下肢带，与下腹部、骨盆相联系。相应反射区可在足部第二和第三横线，即腰线和下肢线之间找到。在手部的反射区皆在第二横线以下。

一旦在人体内不断流动的纵向能流在某位置发生累积或堵塞，产生"结节"，便会干扰能流的顺畅流动，导致人体相应部位产生疼痛、功能紊乱、疾病或其他需要治疗的问题。

心药医心病

使用反射疗法对足部和手部反射区进行按压按摩，可以疏通能流的堵塞。能流流动恢复正常，身体各部位也就恢复如初，疾病也一扫而去。

但是，能流堵塞的原因是多种多样的，可以是工作生活的压力、不健康的饮食、不良的生活习惯、不顺利的婚姻经历等等。所谓心病还需心药医，反射疗法作为一种整体性疗法，在提供医技层面的帮助时，医师还要在心理上疏导患者。所以，在有些时候还需要训练有素的心理医生来协助治疗。

使用反射疗法对足部和手部反射区进行按压按摩，
可以疏通能流的堵塞。能流流动恢复正常，
身体各部位也就恢复如初，疾病也一扫而去。

处于能量区的器官位置

纵向能量区囊括了人体所有的器官和肌肉，其反射区亦存在于足部、手部的对应区域之中。

示意图中的女性展示了从人体正前方能够观察到的器官和女性生殖器官，男性则展示了其余器官和男性生殖器官。

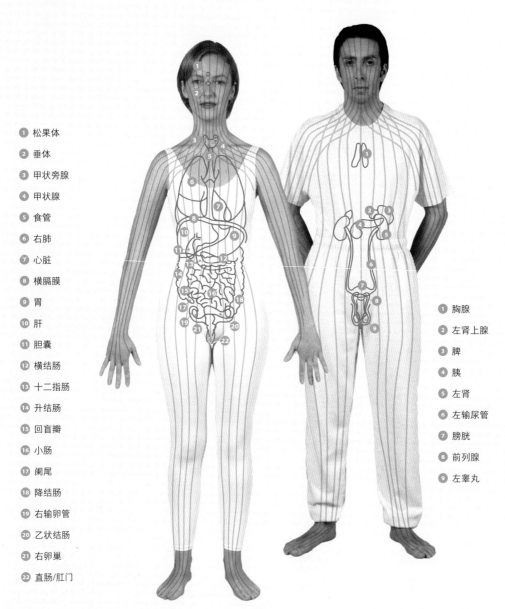

1 松果体

2 垂体

3 甲状旁腺

4 甲状腺

5 食管

6 右肺

7 心脏

8 横膈膜

9 胃

10 肝

11 胆囊

12 横结肠

13 十二指肠

14 升结肠

15 回盲瓣

16 小肠

17 阑尾

18 降结肠

19 右输卵管

20 乙状结肠

21 右卵巢

22 直肠/肛门

1 胸腺

2 左肾上腺

3 脾

4 胰

5 左肾

6 左输尿管

7 膀胱

8 前列腺

9 左睾丸

当然了，解决患者的心理问题无疑是一个旷日持久的过程。患者可能因为痛苦而无意识地隐瞒症结。更有甚者会从心底抗拒治疗，根本不愿去讨论相关的事情，使得这项工作难上加难。

尽管能流堵塞有必要疏通，但如果找不到症结所在，那也是治标不治本——可能治得好这次，下次又在其他部位复发。同样地，即便知晓了症结所在，而患者本人心里却有抗拒治疗的倾向，那也是枉然。不管是哪种情况，治疗效果都会大打折扣，事倍功半。

配合医师

一般治疗中，医生看病就给患者开一个处方，头痛医头，脚痛医脚，不需要对患者其他方面负责。而像反射疗法这种起辅助作用的医学却有着全面的视角，它要求患者与医师互相配合，共同致力达到最佳疗效。反射疗法虽说起的是辅助作用，但作为现代医学常规治疗的补充，作为传统医学中的一个门类，它一样能发挥出很大的价值。

反射疗法注重对足部和手部的反射区进行按压按摩，从而疏通与这些反射区相应的身体部位的能流阻塞。所以，学习这些身体部位的解剖结构就极为重要。而且，由于位于足部、手部的横向区域和骨骼结构有直接联系，所以也很有必要详细了解后者，只有这样才能准确定位各反射区。

横向能量区

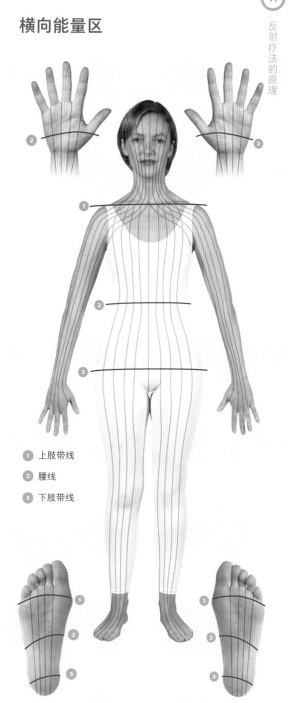

1 上肢带线

2 腰线

3 下肢带线

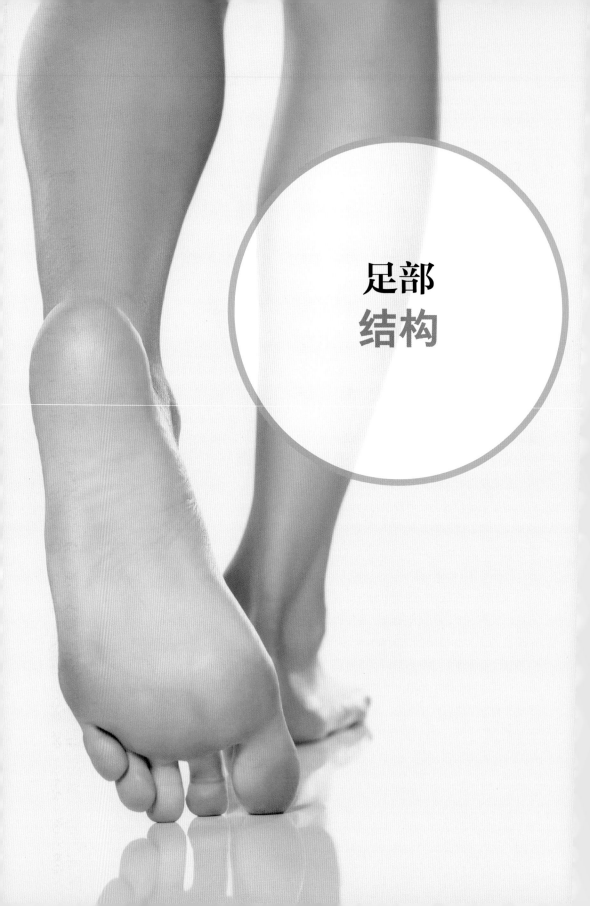

足部
结构

每只脚都有26块骨和33个关节，由100多条韧带联结成一个整体。26块骨（从脚跟到足趾）分别是：1块根骨、1块距骨、1块舟骨、1块骰骨、3块楔状骨、5块跖骨、14块趾骨（拇趾包含2块趾骨，其他四趾各3块）。

脚后跟由距骨和跟骨组成，其前部由骰骨、舟骨和3块楔状骨组成。楔状骨，顾名思义就是楔子形状的骨，分别位于内侧、中间和外侧。上述这些足骨统称为跗骨。

距骨是足部唯一和腓骨、胫骨有连接的骨。它承受了全身的体重，再传递给跟骨和其他跗骨。跟骨是足部最粗大、最结实的骨。

足部的5块跖骨都属于长骨，由基部、骨干和骨头三部分组成。前3块跖骨的基部分别与第一、第二和第三楔骨构成关节，外侧2块跖骨的基部则与骰骨形成关节。第一跖骨比其他4根要粗得多，承受的体重也最多。

趾骨和跖骨类似，也是由近端的基部、中段的骨干和远端的骨头三部分组成。其中拇趾由两个较大、较重的趾骨构成，分别称为近端趾骨和远端趾骨，其他4个足趾都由3块趾骨构成。

足部的骨形成了两个足弓：足纵弓和足横弓，其中足纵弓由内外侧两部分组成。足弓使得我们的脚可以支撑起体重，还能在行走的时候起到杠杆的作用。组成足弓的骨由肌腱和韧带联结为一体。

足部肌肉和手部的一样复杂。不同的是，手部肌肉是用来进行精细动作和复杂运动

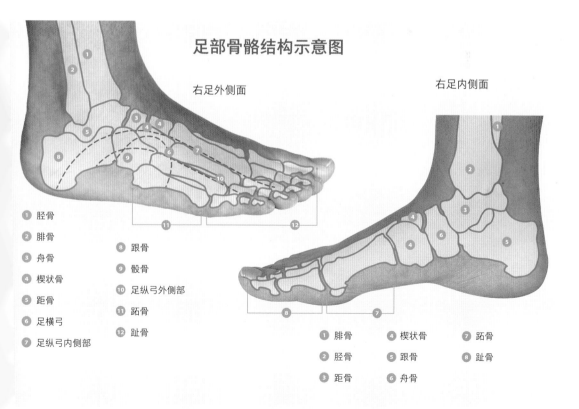

足部骨骼结构示意图

右足外侧面　　　　　　　　　　　　　　　右足内侧面

❶ 胫骨

❷ 腓骨　　　　　　　　❽ 跟骨

❸ 舟骨　　　　　　　　❾ 骰骨

❹ 楔状骨　　　　　　　❿ 足纵弓外侧部

❺ 距骨　　　　　　　　⓫ 跖骨

❻ 足横弓　　　　　　　⓬ 趾骨

❼ 足纵弓内侧部

❶ 腓骨　　　❹ 楔状骨　　　❼ 跖骨

❷ 胫骨　　　❺ 跟骨　　　　❽ 趾骨

❸ 距骨　　　❻ 舟骨

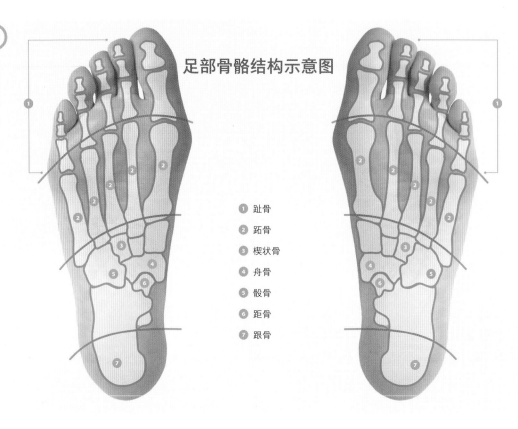

足部骨骼结构示意图

1 趾骨
2 跖骨
3 楔状骨
4 舟骨
5 骰骨
6 距骨
7 跟骨

的，而足部肌肉只是做支撑和粗放运动之用。

结合足部骨骼互相之间的关系，我们可以对足部进行横向分区。横 1 区位于上肢带线上部，覆盖全部趾骨。横 2 区位于上肢带线和腰线之间，覆盖全部跖骨。横 3 区对应骨盆底部，位于腰线以下的跟骨和距骨之间。

足部疾病

在进行反射治疗时，常会碰见很多足部的病症。这些病症会对治疗产生各种各样不利的影响，必须学会加以辨识。

足癣　该病影响相对小，病因是由于足趾间和下部皮肤有真菌生长，尤以第四和第五趾间最为常见。受感染的皮肤呈红色且易脱落，患部时常发痒。足部其他部位和趾甲也会受到真菌感染，如果趾甲被感染，会变厚发黄。

拇囊炎　从外侧看，拇趾的关节基部呈现发炎性囊肿，骨骼明显突出。拇囊炎在医学上又称拇趾外翻，这种疾病常见于受遗传影响先天拇趾关节发育不良或长时间穿着不合脚鞋袜的人。另外，爱穿尖头高跟鞋的人也多发这种疾病。由于拇趾骨的基部被挤压扭曲，拇趾被推出了正常位置，从而引发了炎症。

冻疮 这是由于将脚暴露在寒冷的地方而出现的一种急性或慢性损伤，患者会对寒冷极为敏感，患部皮肤会发炎、发痒、肿胀，一般还会起水泡。

爪形足 由内侧足纵弓异常上提导致的症状。通常是由小儿麻痹症引起的肌肉不平衡所致。

畸形足 临床表现为足部扭曲，站立时脚掌不接触地面。这种症状常为先天性，可能是因为胎儿在母体内长期体位不正。

鸡眼和老茧 足部特定部位由于长期受到压力而出现的皮肤增生、变硬现象。鸡眼体积较小，常见于足趾。老茧面积较大，常见于足掌。

扁平足 正常的宝宝出生时都是扁平足。之后 6 年，足弓便慢慢发育。如果出现发育不完全的情况，往往是支撑足部骨骼的肌肉和肌腱比较脆弱导致内侧足纵弓发育短小，形成扁平足。

行军骨折 是一种下肢骨骨折。由于足部长时间受到过大的压力，一至数根趾骨发生了骨折。这种情况常见于跑动较多的人，会造成足掌极大的疼痛感，不能用力。

跗管综合征 由神经受到踝管卡压所致。主要症状是间歇性的灼痛感或病侧足掌和足趾的麻木，可累及小腿。在站立和行走时疼痛和麻木感会更加严重。

足底疣 疣是看上去很小、很硬、颜色发白或呈肉色的肿块，表面类似菜花。疣中含有微小、凝固的血管，呈黑色裂片状。行走时，疣在挤压之下会引起很大的痛感。疣生长得比较接近，聚集宽度可达 2.5 厘米以上。

足部护理

为保持足部健康，一定要做好日常护理工作。最重要的便是选择一双合适的鞋子。另外，如果方便的话尽量赤足行走，可以有效地刺激到足部的反射区，促进体内能流的顺利流动。如果你容易长鸡眼、生老茧，建议让手足病医生处理。否则，长此以往会阻隔对应位置的反射区接受刺激。此外，如果你长期穿不合脚的鞋子或剪足趾甲过深，趾甲容易长到肉里，一旦处理不及时则容易刺激足趾上与头部对应的反射区，造成头痛。所以应经常用剪刀或专门的趾甲刀修脚，以沐浴后趾甲较软时为最佳。每日洗脚两次，并使用高品质的足霜保湿。

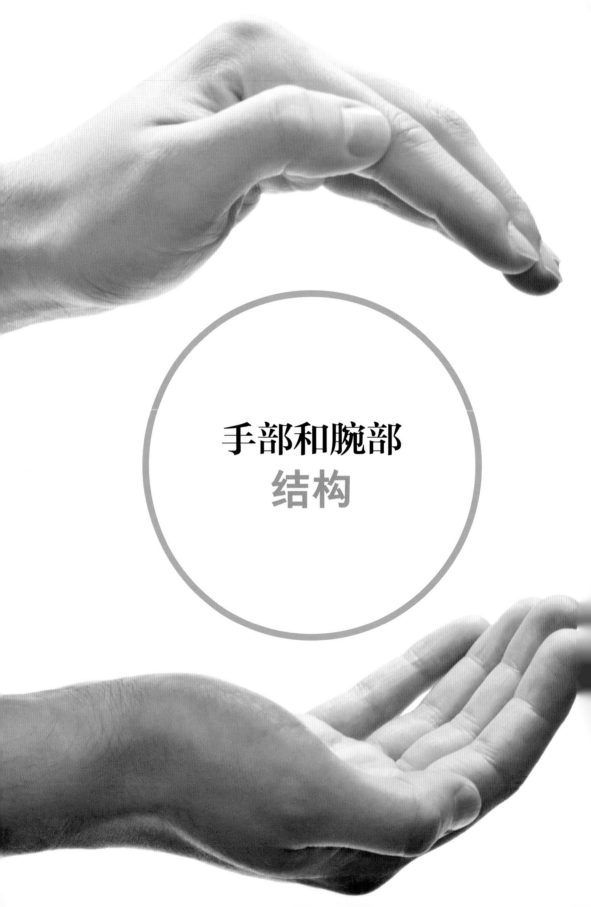

手部和腕部
结构

人的手部和腕部由 27 块骨和肌腱构成。肌腱起到连接肌肉和骨的作用。27 块骨包括：8 块腕骨、5 块掌骨、14 块指骨。

组成腕部的腕骨都是小骨，4 块一排，共有两排。靠近臂部尺骨和桡骨的 4 块分别为呈小船状的舟骨、呈新月状的月骨、有三个关节面的三角骨和类似豌豆的豌豆骨。靠近掌骨的 4 块包括各长有四个角的大多角骨和小多角骨、圆面和月骨构成关节结构的头状骨、表面具有大钩状突起的钩骨。

人的掌部由 5 块掌骨构成，掌骨末端一般称作指节，握紧拳头时尤为明显。指骨则构成拇指及其余四指。拇指包含 2 块指骨，其余四指各含 3 块。

腕部、手部和手指运动用到的肌肉种类繁多，包括起屈肌作用的前肌和起伸肌作用的后肌，以及掌内的各种肌肉，它们对手指的运动起到辅助的作用。

手的作用依赖拇指的运动，一旦拇指受伤你就能够对此深有体会。一般而言，手的作用包括：紧握（用力屈五指紧贴掌心作挤压状）、精细操作（通过手指精确控制物体移动，比如给钟表上弦或穿针引线）和捏（用拇指和其余四指之一按住物体）。以上动作在进行反射治疗时均会使用。

手部疾病

腕管综合征　腕管是腕骨和连接腕骨的坚韧膜围成的管状结构，传递手脑信号的神经贯行其中。腕管组织若因故发生肿胀，就会挤压神经，表现为刺痛感和间歇麻木感，痛感常会辐射臂部。

冻疮　同足部（参见第 15 页）。

杵状指　症状表现为表皮逐渐消失，指甲变弯，指尖变平，似杵。

挛缩　位于手掌皮肤下的坚韧的纤维性掌筋膜变厚、缩短，导致无名指和小指在指关节处发生永久性弯曲，常伴有增生垫状皮肤。多发于 40 岁以上男性，有遗传性。

指甲疾病　手部的伤病会使得指甲变形或变色。一些患有不知病因的皮肤病患者往往指甲变厚、有凹痕，且会与相应皮肤发生分离。甲沟炎就是由一种名叫酵母菌的真菌引起的指甲周围皮肤感染的疾病，多发于手经常泡水的人。患者指甲常表现为发生卷曲引起肿胀、发红和疼痛。指甲基部表皮常会隆起，按压有脓液流出。有时，指甲本身亦会感染真菌，发生增生、硬化和褪色。

缺铁性贫血可导致指甲勺样变形。肺癌及先天性心脏病可引起杵状指。指甲变色则由多种原因引起。例如，甲床常因贫血或肝脏疾病呈灰白色，心脏瓣膜感染常会使指甲下方出现细小黑色碎片状区域。此外，指甲受到撞击也会出现一个或多个白色斑点。

人的手部和腕部由 27 块骨和肌腱构成。

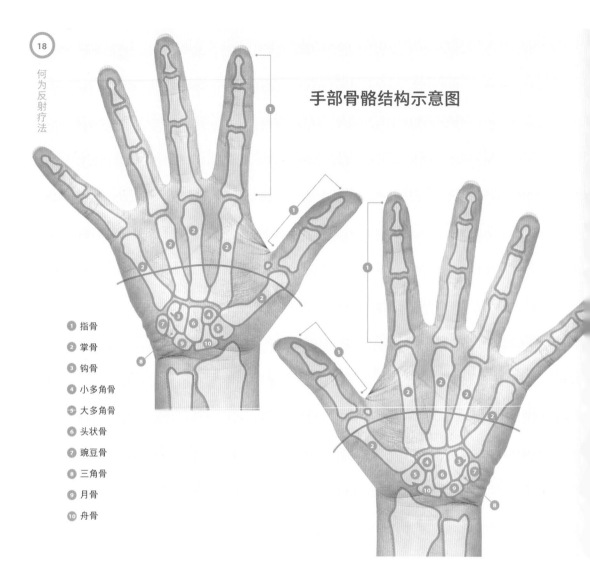

手部骨骼结构示意图

❶ 指骨

❷ 掌骨

❸ 钩骨

❹ 小多角骨

❺ 大多角骨

❻ 头状骨

❼ 豌豆骨

❽ 三角骨

❾ 月骨

❿ 舟骨

腱鞘囊肿　该疾病导致皮下肿胀，多发于腕部或足上部，取决于关节囊或肌腱内凝胶样物质的沉积。囊肿大小差别可能会很大，但通常不会大过豌豆大小。软硬皆有。一般情况下不会造成疼痛，至多引起轻微不适。所以只要在能够忍受的情况下便不必理会，待其自愈消失即可。

骨关节炎　病因至今尚不清楚。通常发生于人体关节部位，包括手指关节。发病时，骨与骨接触的滑面开始剥落或出现裂缝。软骨处的炎症如若恶化，覆盖于其下的骨骼亦会被感染，出现增生和扭曲，患者在运动时会感到疼痛且活动受限。症状表现为患部肿胀、硬化，病程往往持续数月至数年。

雷诺氏病　一种循环系统疾病，原因不明。发病时，位于手指和足趾负责输送新鲜血液的小血管极易受到寒冷刺激，血管会迅速收缩，含氧血流量减少，导致患部呈灰白或青紫色。

腱鞘炎 该病由滑膜发炎、肿胀所引起。滑膜的作用是在手指内紧紧套住肌腱，极大地协助了手指的自由活动。若不及时诊治，滑膜会越箍越紧从而限制手指的活动，手指甚至会很难伸直。患者肌腱附近会非常疼痛，受影响手指也会感到疼痛，在活动时产生断裂声。

手部护理

在对手部进行反射治疗前，首先要对受术者的手和指甲进行检查，这些部位往往会对受术者身体情况有所提示。

同样地，施术者，即治疗师，也需要护理好自己的手和手指，它们是实施治疗的工具。洗手后一定要保证及时、彻底的干燥；做擦洗工作时要戴手套保护；睡前洗手，并使用高品质的护手霜保持手部的柔软和灵活。按照这些要求去做，方能保护双手的健康。

最后，施术前一定要学会正确的按压和按摩技巧。需注意，手指在经常使用的情况下，关节和韧带往往长时间受到压力，易患腱鞘炎和骨关节炎。此外，还要保证指甲留得短平、清洁，避免施术时弄疼患者或者令其心中不快。

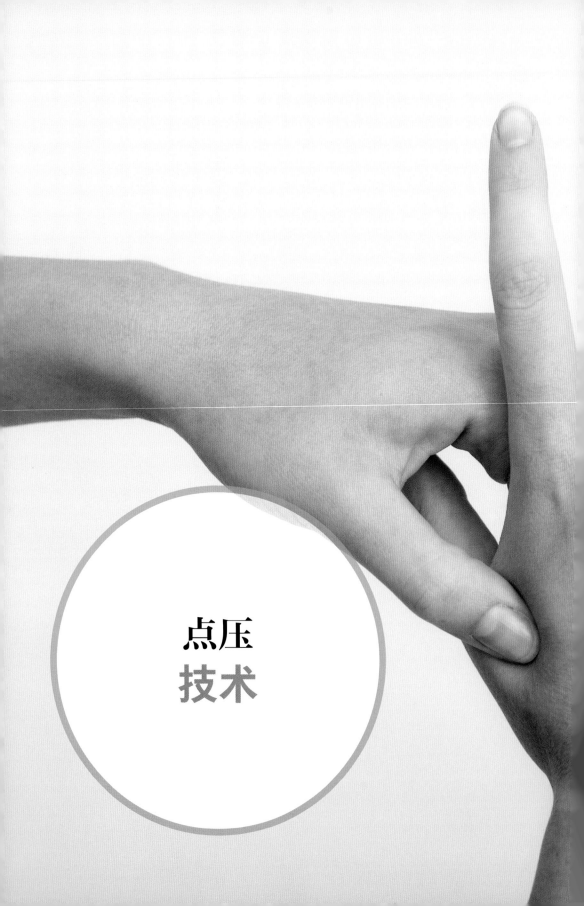

点压
技术

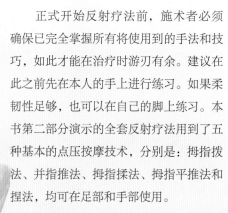

正式开始反射疗法前，施术者必须确保已完全掌握所有将使用到的手法和技巧，如此才能在治疗时游刃有余。建议在此之前先在本人的手上进行练习。如果柔韧性足够，也可以在自己的脚上练习。本书第二部分演示的全套反射疗法用到了五种基本的点压按摩技术，分别是：拇指拨法、并指推法、拇指揉法、拇指平推法和捏法，均可在足部和手部使用。

一般来说，施术用力大小应因人而异。受术者若为强壮的成年人，则应该使用较大的力道。如果受术者足背、足侧或手背上的静脉突起明显，施术者在进行治疗时则应保证手法足够柔和，避免造成血肿，即由于血管破裂或病理性原因造成皮下血瘀。

每种技巧都有适用的反射区。拇指拨法用于手部或足部除位于小关节外的大多数反射区，拨动时的力度应控制得较为温和。并指推法也差不多，适用的是其余四指。拇指揉法则用于较小的反射点。比如，松果体反射在大足趾中心，我们用拇指旋揉相应反射点。

还有两种特殊技术用得较少。拇指平推法是要用拇指在受术部位做平推运动，可以打通能流阻塞，主要用在脚心和手掌。要注意，该技术比较猛烈，而受术部位又比较敏感，受术者可能会有痛感。捏法是专门帮助手部和足部淋巴回流的技术。

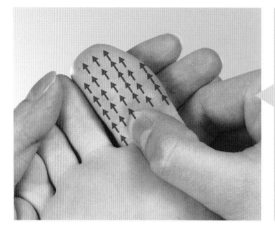

拇指拨法

拇指指尖关节弯曲，指肚靠外侧接触受术足部，在反射区上进行小幅度的来回拨动。注意拇指指尖关节必须保持弯曲，不可在来回运动中伸直，否则可能会对指关节造成损伤。另外保证指肚靠外侧向上包裹住指甲，防止指甲剐蹭到受术足部。

在自己的手部练习拇指拨法。拇指指尖关节弯曲，指肚靠外侧向上包裹住指甲后接触受术掌心。其他四指搭在受术掌背，起支撑作用。施术时拇指用力，其他四指仅起到缓冲作用，切忌额外用力。拇指向前拨入掌肉后，在拨回、卸力时，应始终保持与掌面的接触。动作来回幅度宜小，覆盖整个手掌，纵横往复进行练习。

初次使用拇指拨法可能会造成手部疲劳。多加练习，手部肌肉力量会增强，耐力也随之更好。

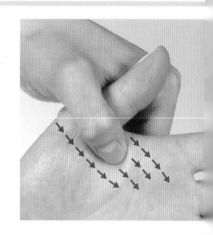

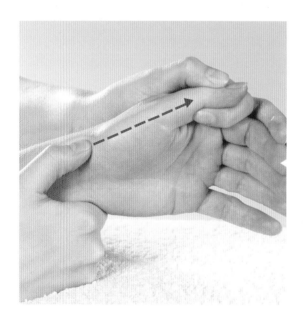

拇指平推法

拇指和其余四指的位置与使用拇指拨法时无二。用拇指给受术部位施加一定的压力并加以维持，轻轻地滑动1.25厘米左右，接着收回拇指重复滑动。如此往复直至覆盖反射区。例如，利用手部脊椎反射区治疗脊椎疾病时，先使用拇指拨法顺着手掌内侧直至腕关节，然后将手翻过来，四指放置于受术手背，在起支撑作用的同时捏住受术手拇指。施术手拇指对受术手拇指向远端做1.25厘米的滑压运动，回动些许后接着滑压，直至指甲根部。

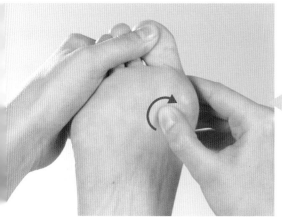

拇指揉法

拇指和其余四指的位置与使用拇指拨法时无二。同样使用拇指外侧接触反射点，避免指甲剐蹭。拇指施加压力后，轻缓旋转拇指，不可松开。

并指推法

该技术用于按摩足背、足侧或手背。根据受术反射区的不同，可选择使用一至四指不等。例如，治疗淋巴系统疾病，施术手四指弯曲置于足背，拇指位于脚心做支撑，其余四指顺足背向下轻轻按压、回缩。

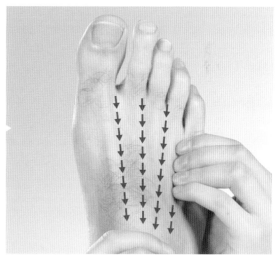

在处理手背反射区时，往往使用两指并推。辅助手握住受术手腕，用食指和中指并拢置于受术手背，拇指则在掌心做支撑。从小指指间纹开始，横向推经各掌骨直至拇指与食指间纹。可以先在自己手部进行练习。

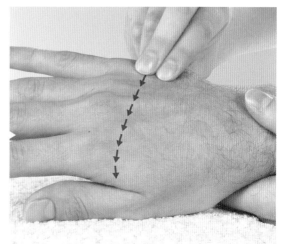

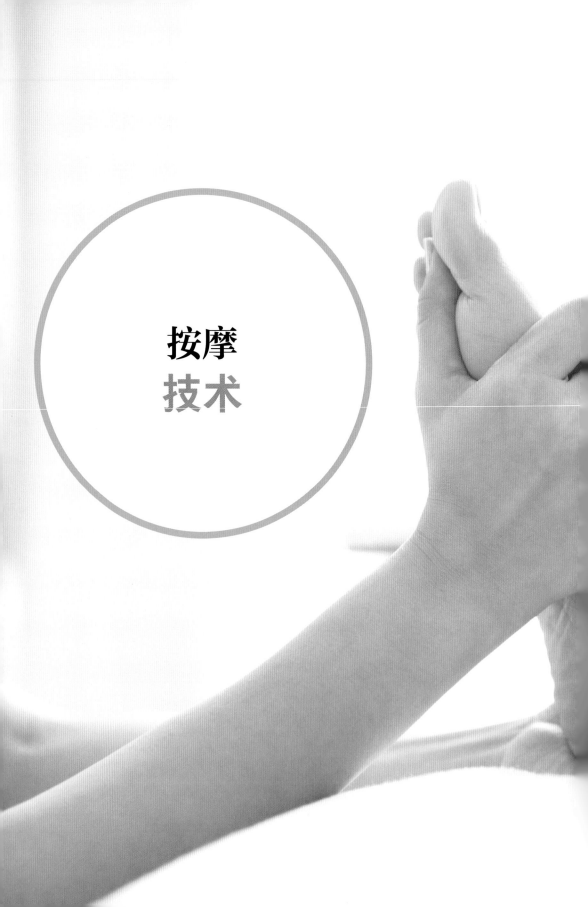

按摩
技术

　　在实施治疗前，可对患者手脚进行按摩以缓解肌肉紧张或精神压力。治疗结束后进行按摩则可进一步强化疗效。反射疗法使用到了五种基本的按摩技术：扭法、揉法、拉法、指尖揉法和敲击法。效果从高到低排列。

　　扭法能够拉伸肌肉，使受术足部或手部感到畅爽。接着再使用揉法，可以进一步放松受术部位，激发出机体能量。

　　拉法也是拉伸肌肉的一种技术，可以使骨骼运动更趋灵活。对足部使用会使人产生一种向上拉长的感觉。这项技术可以舒展被鞋子束缚了一天的足部或处于紧张疲劳状态的手部。

　　指尖揉法既可用于足部也可用于手部，能够很大程度地放松身体。如果患者很紧张，可在对准备施术的部位实施精确治疗前先使用这个技术。

　　敲击法由于动作较温和，非常有助于消除紧张。

　　以上所有技术都可以用于手部和足部。和点压技术一样，按摩必须根据对象调整力度大小。为保证施术手的润滑，可以搽一点像 E45（一家英国护肤品牌）之类的保湿滋润霜，这样双方的感觉都会更好。

　　此外，在正式为他人施术前，一样可以先在自己身上练习，肯定会有很大帮助。

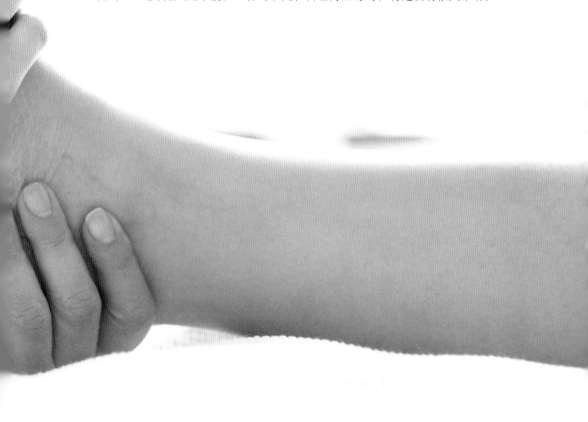

扭法

从靠近拇趾的足背开始，双手包围足部两侧。施术手拇指置于足底，四指置于足背，然后轻轻向前、后扭动足部，同时对踝部进行拉伸。这一技巧对长期穿紧鞋的人来说最有效，因为可以起到很好的伸展作用。对手部使用扭法时手势基本不变，不过无法自己练习。但是如果柔韧性还行，可以在自己的足部练习。

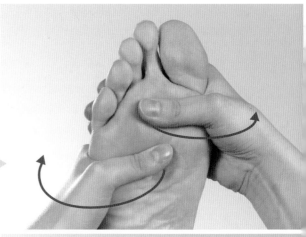

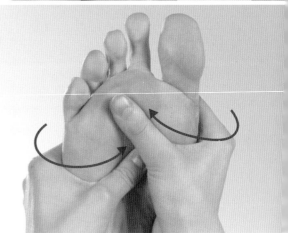

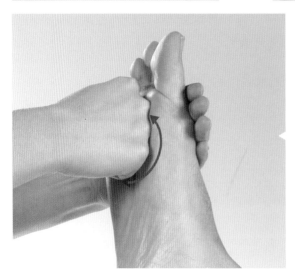

揉法

一只手托住受术脚背，另一只手握拳顶住足心，双手同时发力，握拳手旋绕用力，覆盖全足心。

对手部的按摩与足部类似，也是一只手托住受术手背，另一只手握拳顶住掌心，握拳手对全手掌旋绕用力。

这个技术同样无法在自己手上练习，但是可以在足部练习。

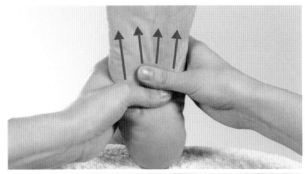

拉法

准备姿势与扭法一样。从踝关节开始，双手缓缓推向足趾末端进行拉扯，如此往复。对手部实施拉法与此类似，从腕关节开始，双手缓缓推向手指末端进行拉扯。顾名思义，拉法的作用是对手部和足部进行拉伸。

人在经历了一天的工作学习后，受重力影响，身体会发萎。例如司机早晚都要重调后视镜的高度。

这个技术无法在自己手上练习，可在自己的足部练习。

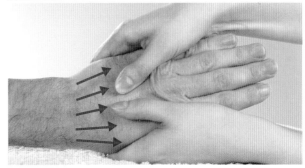

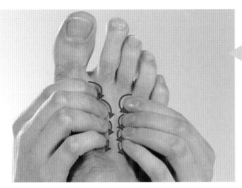

指尖揉法

在治疗足部时，将双手手指置于受术足背，拇指置于足心做支撑。指尖在足背、足侧和踝部做小幅度环揉运动。对手部实施指尖揉法时，从受术手背部指根处开始。用一根手指对腕关节进行环揉按摩。

敲击法

使用该技术时，双手手指从踝关节开始朝向趾尖一路敲击足背和足侧。自行决定施术时间。

对手部施术时，从腕关节开始，轻轻向指尖一路敲击手背和手侧。同样自行决定施术时间。

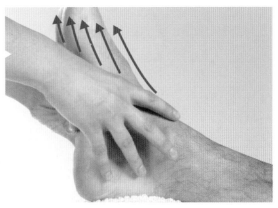

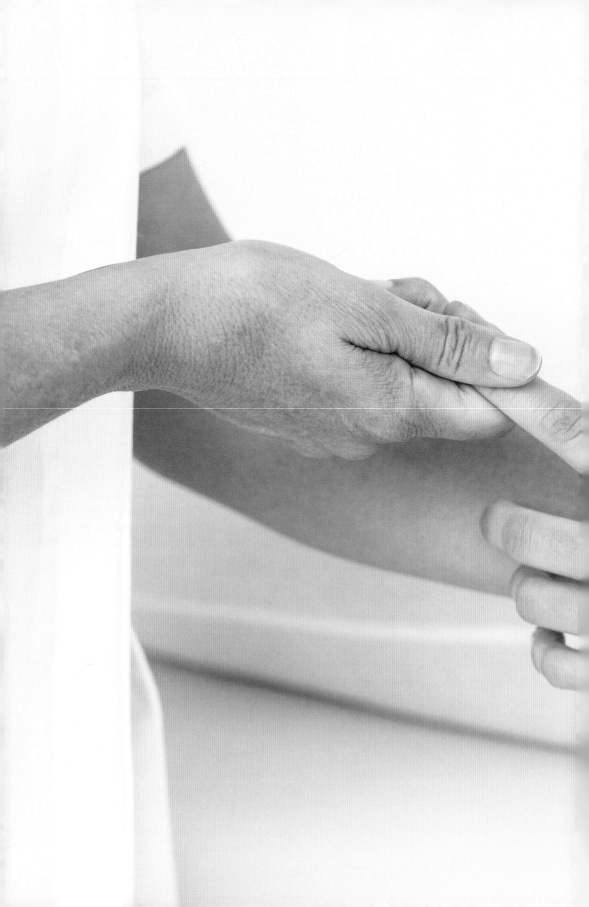

在理想情况下，反射疗法应在舒适、放松的气氛中进行。

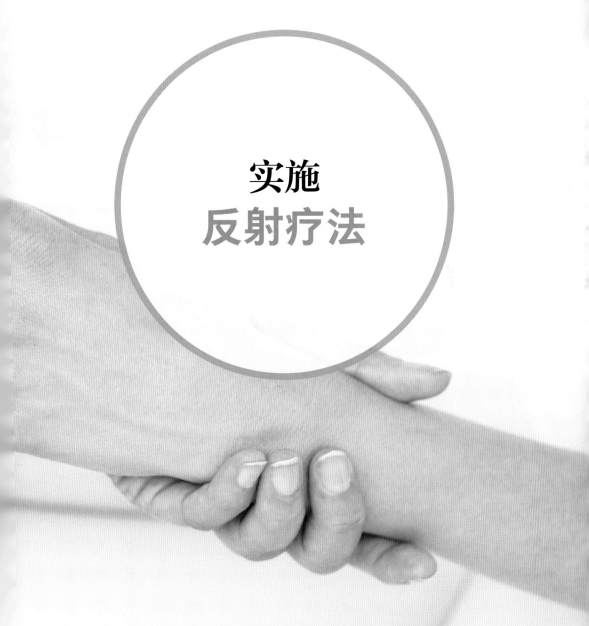

实施
反射疗法

在理想情况下，反射疗法应在舒适、放松的气氛中进行，这对于施术、受术双方都十分重要。每次治疗时间以一个小时左右为宜，小孩的手脚较小，可以缩短一定时间。两次治疗间隔最短为3天，大多数人间隔为一周。这个间隔是给身体足够的时间清除按摩激活的毒素，让身体能够适应新的状态。

在患者第一次接受治疗时，他们可能对此没有什么概念和预期。所以建议治疗师对其解释清楚前因后果，告诉他们如有痛感应及时反馈，因为这反映了该部位的能流产生了阻塞。此外，还应明确警告患者治疗可能产生的一些副作用，比如感觉疲劳、多汗，可能每天还要多上几回厕所。更有甚者，还会产生病况加重的感觉。如果事先不解释清楚，很有可能令患者紧张。

询问患者的用药史，可能会对当下的病情有所帮助。如果患者正在服药，记得千万不要建议其停药，以防出现严重的停药综合征。如果没意识到这点，有可能会给患者带来很大的困扰。停药与否只能由开具处方的医生视情况决定。

患者在抱怨疼痛或者其他症状时，治疗师必须询问其是否做过医学检查。若否，必须立即接受检查。作为反射治疗师，是无法做出医学诊断的，即使怀疑患者罹患某种疾病，也不能草率给出定论，只能用"能流失衡"进行解释，并建议患者做全面检查。在了解所有需要的信息后，方可实施治疗。首先，让受术者坐在治疗椅上，将足部调整到合适

注意

1 非专业反射治疗师出身的人员切勿对患有以下疾病的患者进行治疗：骨质疏松、手脚关节炎、血栓和静脉炎等循环系统疾病、糖尿病。此外，也不宜对孕妇进行治疗，特别是有流产史的孕妇受孕前16周更要谨慎。

2 非专业人员切勿对正在接受化疗、放疗和激素疗法的癌症患者进行治疗。

3 完整的治疗并不一定要在手部、足部都做。如果足部有问题，那就在手部进行治疗，反之亦然。比如，如果患者患有足癣或足疣，那在这些问题解决前就只在患者的手部进行治疗。

4 非专业人员若对治疗抱有任何疑问，那么在治疗开始之前请咨询专家意见。

位置以便于治疗。记得在旁边准备纸巾，很多患者要么远道而来，要么刚下班，脚要好好弄干净。

别不好意思提议先洗脚，根据经验，他们一般都愿意的。

在正式开始前，非常有必要对受术部位进行观察，这会提供很多重要的信息。首先观察骨骼结构，若发生改变则说明反射区的能流处于紊乱状态，那么对应的身体部位也肯定是紊乱的。比方说，拇囊炎会对颈椎和甲状腺在足部对应的反射区产生影响。

然后再观察皮肤的颜色和状态。足部若发生肿胀，说明身体上的对应部位可能充血。踝部肿胀或左足足趾基部有环状赘肉增生也提示了有肾、心或循环系统紊乱。同时也要注意皮肤的状态。皮肤硬结或鸡眼也提示相关身体部位出现问题。例如，生在小趾外侧的鸡眼说明肩部可能受到了损伤，一个至数个趾肚鸡眼则反映可能患有鼻窦疾病。另外注意患者皮肤是否干燥。若然，那么可能是因为患者的末梢循环不足，也有可能是内分泌失调。如果脚部皮肤粗糙而硬结，建议患者先行去往手足病科接受医治。

最后，建议观察患者的手指甲和足趾甲，之前也提到过这些部位可能反映出很多问题。比如，患者的甲床若过于苍白，则可能患有贫血，要建议他们先去看病。

经过观察排除问题后，方可着手实施反射疗法。

经过观察排除问题后，方可着手实施反射疗法。

反射治疗的各阶段

使用点压按摩的各项技术进行反射治疗，

可以发现和打通手、足相应位置的能流阻塞，

有助于身体自愈。

　　本章节将指导你完成整套反射治疗。你会首先看到手部和足部各面的外观彩图，辅有线条标识和文字注释。在实施反射治疗前要先了解这些，确保你熟悉横区、纵区及横膈膜线的位置，这对准确定位反射区位置很有帮助。一些解剖学、生理结构和反射点的相关知识也有涉及。因为反射疗法治疗整个身体，所以全身各系统和疾病之间的关系也要了解清楚才行。

　　在开始治疗前，先告知患者后续会发生的一切事情。整体治疗讲究治本，纠正的是病理原因，而不仅仅消除症状。为更好地找出病因，必须鼓励患者进行交流。请谨记两条原则：第一，耐心倾听；第二，不要重提患者私下里对你说的任何事情。

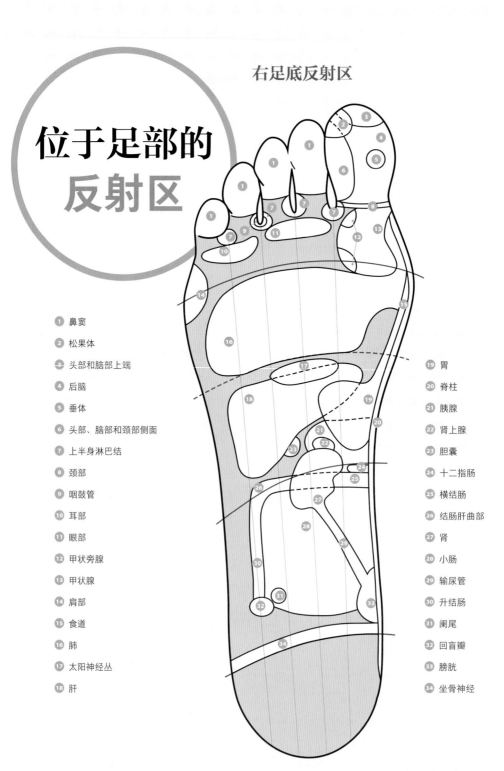

位于足部的反射区

右足底反射区

① 鼻窦
② 松果体
③ 头部和脑部上端
④ 后脑
⑤ 垂体
⑥ 头部、脑部和颈部侧面
⑦ 上半身淋巴结
⑧ 颈部
⑨ 咽鼓管
⑩ 耳部
⑪ 眼部
⑫ 甲状旁腺
⑬ 甲状腺
⑭ 肩部
⑮ 食道
⑯ 肺
⑰ 太阳神经丛
⑱ 肝

⑲ 胃
⑳ 脊柱
㉑ 胰腺
㉒ 肾上腺
㉓ 胆囊
㉔ 十二指肠
㉕ 横结肠
㉖ 结肠肝曲部
㉗ 肾
㉘ 小肠
㉙ 输尿管
㉚ 升结肠
㉛ 阑尾
㉜ 回盲瓣
㉝ 膀胱
㉞ 坐骨神经

左足底反射区

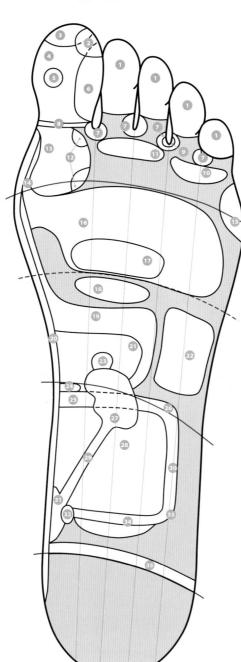

1 鼻窦

2 松果体

3 头部和脑部上端

4 后脑

5 垂体

6 头部、脑部和颈部侧面

7 上半身淋巴结

8 颈部

9 咽鼓管

10 耳部

11 眼部

12 甲状旁腺

13 甲状腺

14 食道

15 肩部

16 肺

17 心脏

18 太阳神经丛

19 胃

20 脊柱

21 胰腺

22 脾

23 肾上腺

24 十二指肠

25 横结肠

26 结肠脾曲部

示意图标示了足底对应人体器官部位的各反射区的位置，覆盖了双足足底、足背及足的内外侧。

右足对应了人体右侧器官，左足同理。个别器官的反射区仅存在于单足上，如肝脏仅在右足，心脏仅在左足。其他器官则在两足皆有反射。请仔细学习示意图。

随后将针对足部的横区、纵区及横膈膜线（虚线所示）做进一步说明。

27 肾

28 小肠

29 输尿管

30 降结肠

31 膀胱

32 直肠

33 结肠乙状曲部

34 乙状结肠

35 坐骨神经

左足背反射区

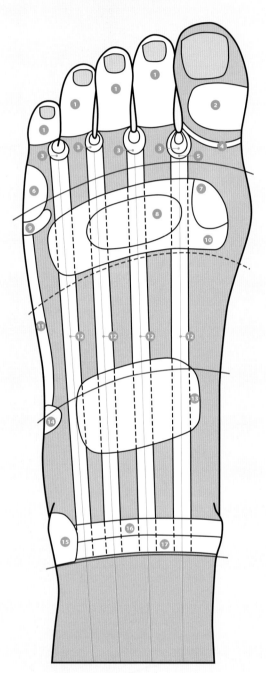

1 牙

2 面部

3 上半身淋巴结和淋巴回流

4 颈部

5 声带

6 肩部

7 胸骨

8 乳房

9 腋窝淋巴结

10 胸腔

11 臂

12 淋巴系统

13 中背

14 肘

15 臀部

16 输卵管/输精管

17 腹股沟淋巴结

右足背反射区

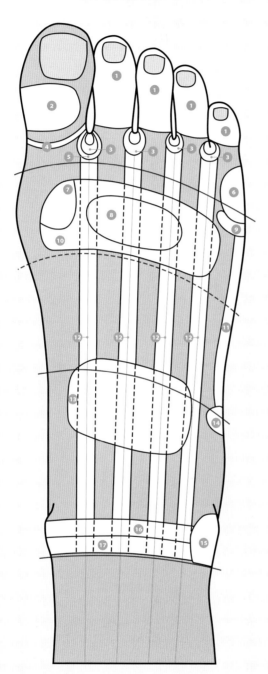

1 牙

2 面部

3 上半身淋巴结和淋巴回流

4 颈部

5 声带

6 肩部

7 胸骨

8 乳房

9 腋窝淋巴结

10 胸腔

11 臂

12 淋巴系统

13 中背

14 肘

15 臀部

16 输卵管/输精管

17 腹股沟淋巴结

右足内侧及外侧反射区

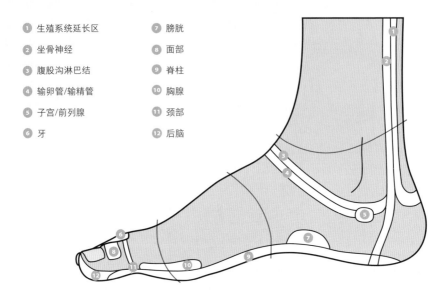

1 生殖系统延长区   7 膀胱
2 坐骨神经   8 面部
3 腹股沟淋巴结   9 脊柱
4 输卵管/输精管   10 胸腺
5 子宫/前列腺   11 颈部
6 牙   12 后脑

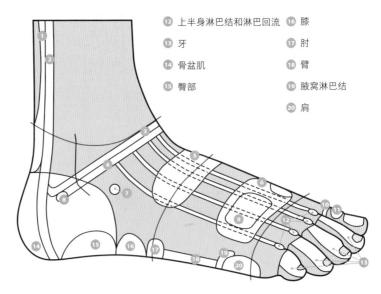

1 生殖系统延长区   12 上半身淋巴结和淋巴回流   16 膝
2 坐骨神经   13 牙   17 肘
3 腹股沟淋巴结   14 骨盆肌   18 臂
4 输卵管/输精管   15 臀部   19 腋窝淋巴结
5 中背   20 肩
6 胸腔
7 骶髂关节
8 卵巢/睾丸
9 乳房
10 颈部
11 面部

左足内侧及外侧反射区

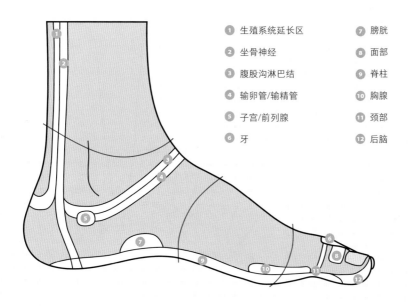

1 生殖系统延长区　　7 膀胱
2 坐骨神经　　　　　8 面部
3 腹股沟淋巴结　　　9 脊柱
4 输卵管/输精管　　 10 胸腺
5 子宫/前列腺　　　 11 颈部
6 牙　　　　　　　　12 后脑

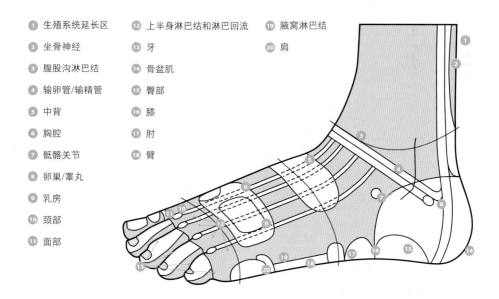

1 生殖系统延长区　 12 上半身淋巴结和淋巴回流　 19 腋窝淋巴结
2 坐骨神经　　　　 13 牙　　　　　　　　　　　 20 肩
3 腹股沟淋巴结　　 14 骨盆肌
4 输卵管/输精管　　15 臀部
5 中背　　　　　　 16 膝
6 胸腔　　　　　　 17 肘
7 骶髂关节　　　　 18 臂
8 卵巢/睾丸
9 乳房
10 颈部
11 面部

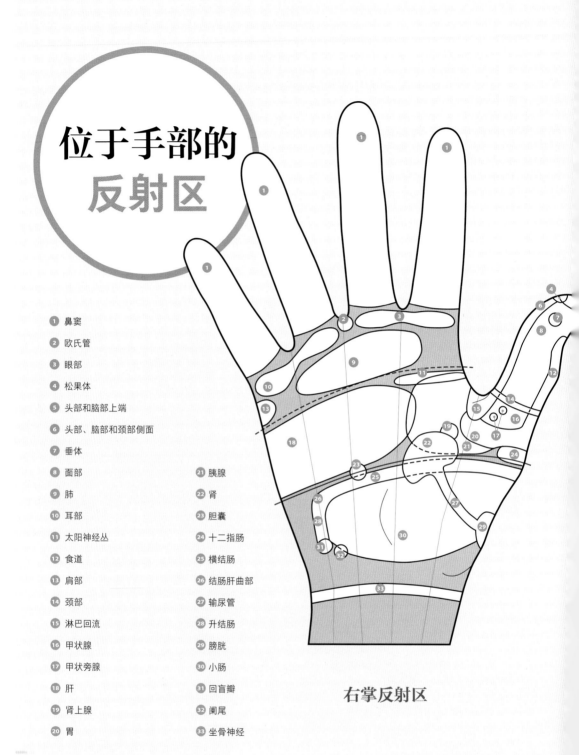

位于手部的
反射区

1. 鼻窦
2. 欧氏管
3. 眼部
4. 松果体
5. 头部和脑部上端
6. 头部、脑部和颈部侧面
7. 垂体
8. 面部
9. 肺
10. 耳部
11. 太阳神经丛
12. 食道
13. 肩部
14. 颈部
15. 淋巴回流
16. 甲状腺
17. 甲状旁腺
18. 肝
19. 肾上腺
20. 胃

21. 胰腺
22. 肾
23. 胆囊
24. 十二指肠
25. 横结肠
26. 结肠肝曲部
27. 输尿管
28. 升结肠
29. 膀胱
30. 小肠
31. 回盲瓣
32. 阑尾
33. 坐骨神经

右掌反射区

手掌上也存在着和足部上类似的反射区，分别对应着人体各器官。但与足部相比，手掌更小，所以反射区也小。手掌上的反射区一样遍布于双手掌心掌背的内外侧。右手对应人体右侧的器官，左手同理。和足部的情况一样，肝的反射区仅存在于右手，心脏的反射区仅存在于左手。请仔细学习示意图。随后将针对手部的横区、纵区及横膈膜线（虚线所示）做进一步说明。

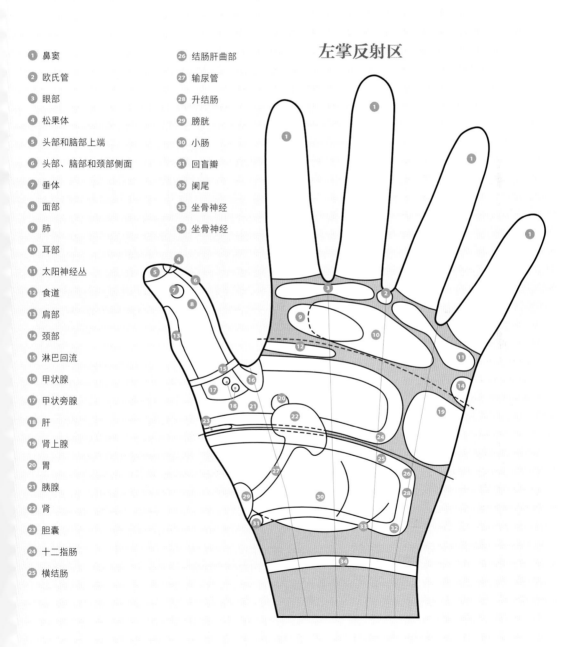

1 鼻窦
2 欧氏管
3 眼部
4 松果体
5 头部和脑部上端
6 头部、脑部和颈部侧面
7 垂体
8 面部
9 肺
10 耳部
11 太阳神经丛
12 食道
13 肩部
14 颈部
15 淋巴回流
16 甲状腺
17 甲状旁腺
18 肝
19 肾上腺
20 胃
21 胰腺
22 肾
23 胆囊
24 十二指肠
25 横结肠

26 结肠肝曲部
27 输尿管
28 升结肠
29 膀胱
30 小肠
31 回盲瓣
32 阑尾
33 坐骨神经
34 坐骨神经

左掌反射区

左掌背反射区

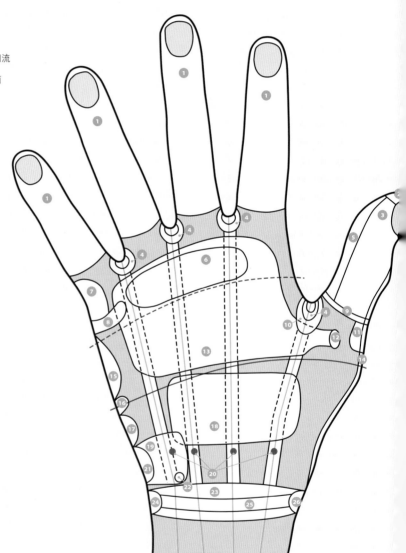

右掌背反射区

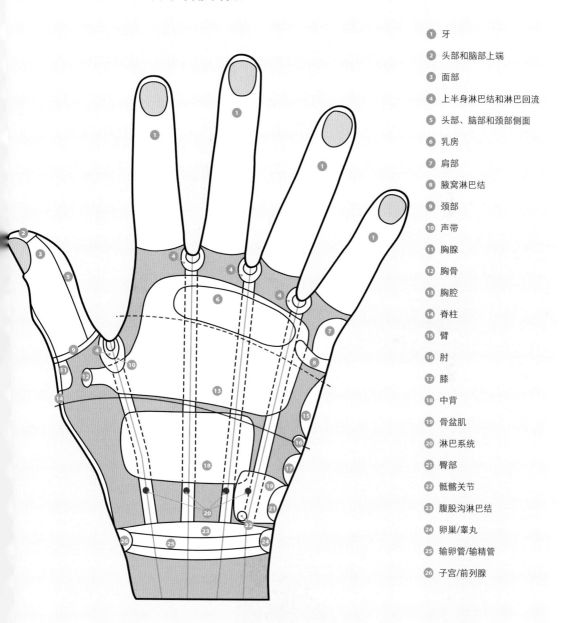

1 牙

2 头部和脑部上端

3 面部

4 上半身淋巴结和淋巴回流

5 头部、脑部和颈部侧面

6 乳房

7 肩部

8 腋窝淋巴结

9 颈部

10 声带

11 胸腺

12 胸骨

13 胸腔

14 脊柱

15 臂

16 肘

17 膝

18 中背

19 骨盆肌

20 淋巴系统

21 臀部

22 骶髂关节

23 腹股沟淋巴结

24 卵巢/睾丸

25 输卵管/输精管

26 子宫/前列腺

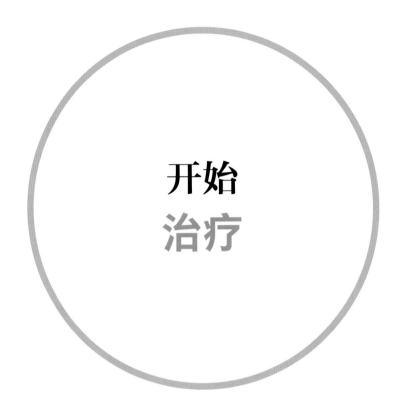

开始
治疗

反射疗法有助于全身能流的自由运行。治疗时，有一些细节至关重要。比如，座椅使用不当或姿势不协调，可能会导致能流的运行不畅。姿势的选择要保证患者的身体处于完全放松的状态。在对患者足部进行按摩时，要将其抬到合适的高度，并使患者膝关节略微弯曲，以减轻患者小腿和股部肌肉的紧张，这样也可保证患者处于一个治疗师能够看见其面部的角度。患者的面部表情提供了大量的反馈信息。

对患者的足踝、手腕、足趾和手指进行揉转运动，有助于减轻患者关节的僵直和打通能流阻塞。不要用你的膝盖去支撑患者的肢体，这样做不符合规范。

使用的椅子可以是反射治疗专用椅或躺椅。这样可使患者身体处于正确的角度并达到完全的放松，治疗师施术起来也很舒服。条件允许的话，还可在患者的头、脚等支点处垫上软垫，这样就感觉更舒服了。软垫上应垫上一次性毛巾，注意不要在不同的患者间重复使用。

如果购置不到专业的躺椅，也可以使用反射治疗专用的凳子代替。这种凳子一样可以调节高度，凳腿也可摆出各种角度，让治疗得以在最舒适的状态下进行。

反射治疗专用凳比较适合在对手部进行治疗时使用。最舒服的位置是坐在患者身侧，让凳子架在你和患者中间，调整好椅子的高度。在凳子上铺上软毛巾，然后再铺一层一次性毛巾。

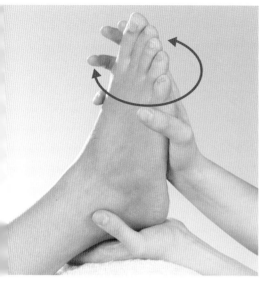

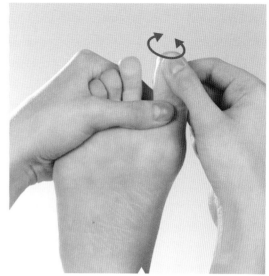

在进行揉转运动时，记得事先告知患者可能会有轻微痛感，特别是对比较脆弱或患有关节炎的患者按摩时更要说清楚。从右侧开始，先揉转动腕关节或踝关节，然后再到手指或足趾。按摩足部时，辅助手托住足后跟，虎口卡住踝关节，施术手握住足掌并缓慢旋转踝关节。

按摩完踝关节后，辅助手换到脚背上卡住各趾根部，施术手依次捏住各趾中间的关节，缓慢旋转每个足趾。顺时针、逆时针都要转。

辅助手拇指和两指卡住受术手腕关节上下两侧，施术手握住受术手四指，缓慢转动腕关节。用同样的方法卡住受术手指关节，施术手按住受术手手指中间的关节，从拇指开始至小指，依次缓慢转动各指。

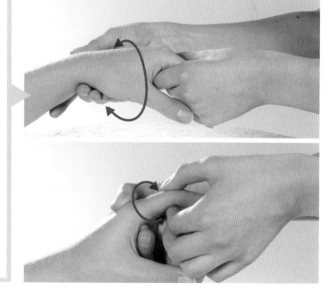

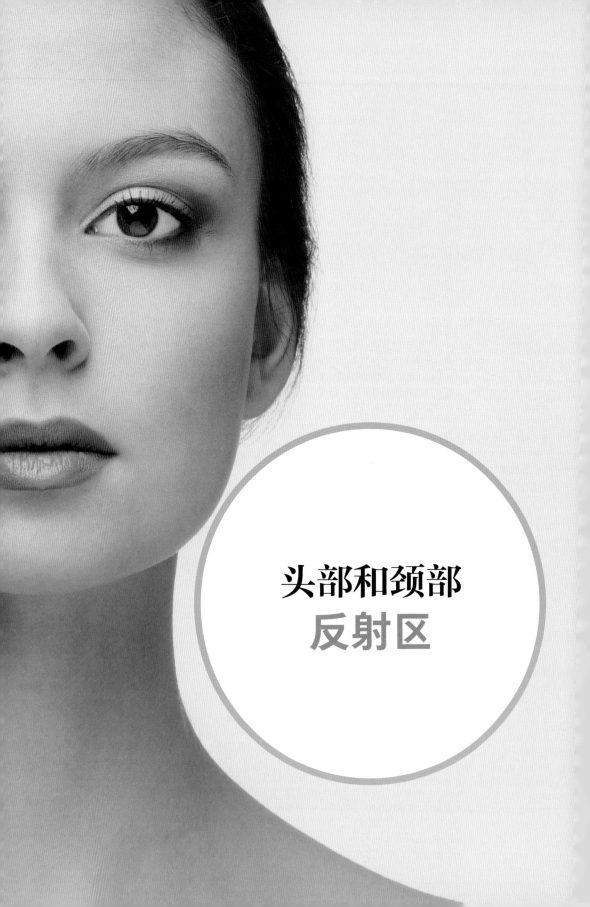

头部和颈部
反射区

头部和颈部的反射区分布于双足和双手的 5 个足趾和手指上。拇趾和拇指都可以分为 5 个纵向区域，分别与头和脑的各部位对应。头部和颈部的反射区位于横 1 区，该区覆盖了所有足趾和手指。治疗应从垂体开始，按照指导说明一个一个来，以免遗漏任何一个反射区。

垂体

该腺体位于大脑底部，紧靠鼻腔上后部。其体积仅有豌豆大小，是内分泌系统的重要腺体。垂体由前叶和后叶组成，功能互不相同。前叶产生的激素可以刺激甲状腺和肾上腺，影响性生活、控制乳腺分泌；后叶分泌能刺激产前、产后子宫肌肉运动的激素，并刺激乳房产奶、控制自主肌肉的收缩，还有抑制尿分泌的作用。针对该反射区进行按摩可以维持体内激素的平衡。

松果体

松果体大小和垂体几乎一样，位于头骨背面下方的小脑前方。其基本功能是分泌影

头部和颈部的反射区分布于双足和双手的5个足趾和手指上。拇趾和拇指都可以分为5个纵向区域，分别与头和脑的各部位对应。

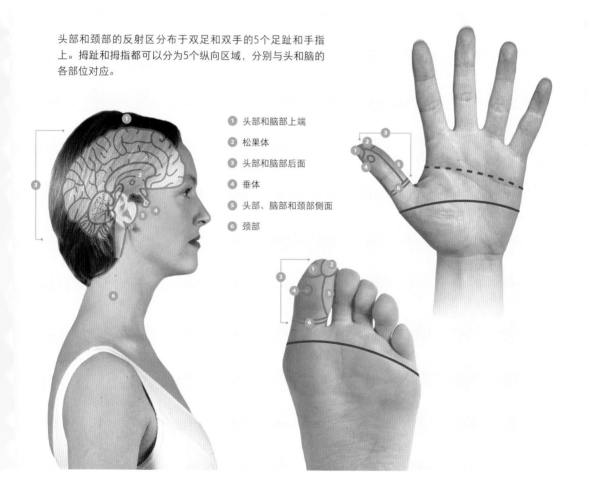

1 头部和脑部上端

2 松果体

3 头部和脑部后面

4 垂体

5 头部、脑部和颈部侧面

6 颈部

响着人体生物钟的褪黑素。若该激素在白天时浓度过高，会引发季节性情绪失调。该激素还起到调节青春期开始时间、诱导睡眠和影响情绪的作用。

头部和脑部

头部的大脑控制和管理着全身所有功能。大脑是一种柔软的果冻样物质，由大约10,000亿神经元组成，是人体最大的器官之一。大脑可以分为四个基本部分：间脑、大脑、小脑和作为脊髓延续的脑干。其中，小脑负责调节反射运动，控制姿势、平衡和肌肉活性。大脑包含有掌管意识思考和运动的神经中枢，头疼、偏头痛、帕金森综合征、癫痫、大脑性麻痹、多发性硬化、三叉神经痛和通读困难都与此有关。

脊柱

脊柱由 33 块椎骨组成，分为 7 块位于颈部的颈椎、12 块位于胸腔后部的胸椎、5 块起支撑下背部作用的腰椎、组成整块骶骨的 5 块骶椎，以及组成一块或两块骨从而形成尾椎骨的 4 块尾椎。脊柱闭合从而起到保护脊髓、支撑头部、联结肋骨和背部肌肉的作用。

脊柱在足部对应的反射区位于足部内侧，从拇趾根部延伸至足跟；在手部对应的反射区位于手部内侧缘，即拇指指甲下缘至腕部。

❶ 脊柱反射区

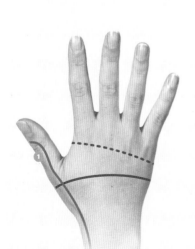
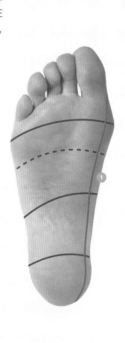
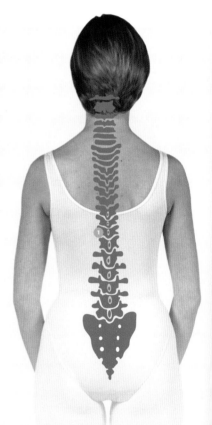

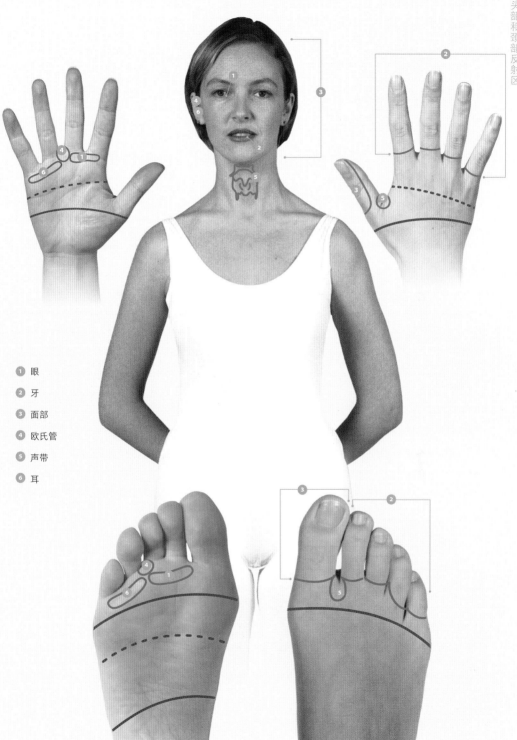

1 眼

2 牙

3 面部

4 欧氏管

5 声带

6 耳

背部疼痛及脊神经相关疼痛，建议针对脊柱的反射区进行治疗。

颈部

颈部反射区位于拇趾和拇指根部，沿外侧缘 1/3 处，轻轻旋转可减轻颈部紧张。若拇趾和拇指僵硬，则说明颈部同样僵硬。

面部

和头背部一样，面部相应的反射区也可分为 5 个纵向区域。右足和右手代表脸的右侧，左足和左手代表面部左侧。面部包括眼、鼻、鼻窦、牙、舌、肌肉在内所有部位的反射区都位于相应侧的手足上。面部相关疾病如鼻窦炎、牙痛、眼疲劳和面瘫都可以通过按摩这些反射区来缓解。

声带

喉是位于咽和气管之间的复杂软骨结构。喉中的两道膜就是声带。使用声带发声是一种需要协调呼吸、唇、舌运动的高度复杂动作。对于患咽喉炎、气管炎的患者，按摩对应反射区则显得很重要。

鼻窦

鼻窦是面部骨骼和颅骨中狭窄管道相连的腔，位于紧靠眼部上方的前额，在双眼与后面脸颊骨之间。鼻窦减轻了颅骨的重量，并在发声时起共鸣腔的作用。鼻窦排列在分泌清除鼻腔杂质黏液的膜旁。鼻窦炎由过滤性病毒感染或与花粉热有关的黏膜肿胀引起。按摩对应反射区可以治疗感冒、黏膜炎和花粉热。

眼

眼是复杂、高效的视觉器官。眼球固定在骨槽中，可以避免一定的伤害。眼可以自行进行聚焦、润滑和清洁，可以适应明暗和远近景象。按摩对应反射区有助于治疗眼疲劳、结膜炎、白内障等眼疾。

耳朵和欧氏管

听觉是最敏感和辨别能力最强的感觉之一。声音由大脑感知。当声波达到耳膜时，就会引起震动，震动接着抵达内耳，引起腔中液体的震动，从而激发神经末梢将冲动传入脑中。欧氏管起始于中耳背部，开口于咽喉。其作用是保持耳膜两侧压力相当。按摩对应反射区有助于治疗耳鸣、感染、耳聋和眩晕等疾病。

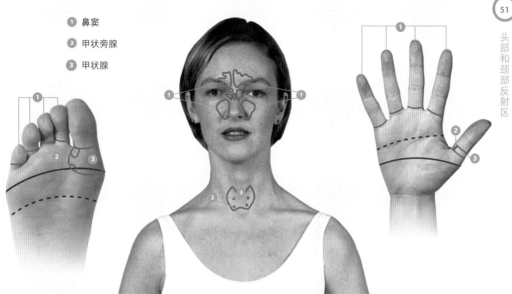

① 鼻窦

② 甲状旁腺

③ 甲状腺

甲状腺

甲状腺由两个小叶组成，它们位于气管两侧，紧靠咽喉下方。小叶之间由狭窄的甲状腺组织带相连。甲状腺是内分泌腺中唯一需要碘来分泌的两种激素之———甲状腺素的器官。这些激素影响身体几乎所有组织的代谢活动：调节氧的消耗速率、促进生长、保障脑的全面发育。按摩对应反射区有助于治疗呆小症、黏液性水肿、甲状腺肿及生殖腺功能不调。

甲状旁腺

该腺体体积较小，一般有 4 个，都较浅表地嵌在甲状腺小叶背侧。甲状旁腺分泌的甲状旁腺素可以保持血液中钙与磷浓度的稳定。按摩对应反射区有助于治疗关节炎、骨质疏松、抽筋等疾病。

牙

每个人一辈子都有两代牙齿。3 岁长出的乳牙共 12 颗，到 25 岁时长全的恒牙共 32 颗。按摩对应反射区有助于治疗包括牙痛和牙龈炎在内的牙科疾病。

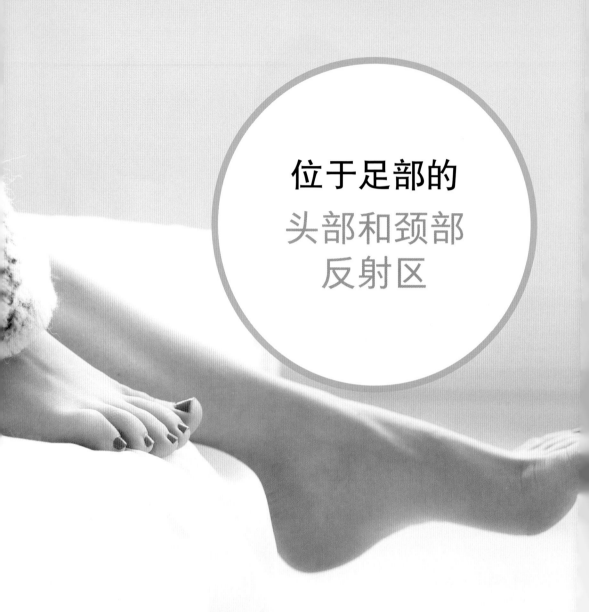

位于足部的

头部和颈部
反射区

这些反射区均位于足部横 1 区和 5 个纵向区域中。进行反射治疗时，要遵循标准按部就班地操作，以免遗漏任何反射点。整套动作先在右脚上进行，依次是左脚。按摩时，记住有疼痛反馈的反射区，完成全套治疗后可以针对这些区域进行额外的治疗。如果初步判断有疾病存在，可建议患者前去接受诊察。

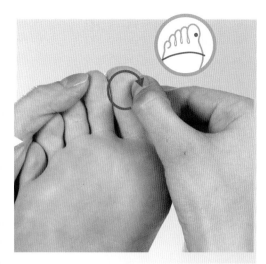

1 从右脚开始，在拇趾趾肚中央位置定位垂体反射区。如果觉得有困难，可以想象一条横贯拇趾最宽处的线和一条向下经过拇趾中心的垂线，垂体反射区就位于这两条假想线的交点。用辅助手稳定住受术足掌，施术手支起拇趾前端。施术手拇指第一关节微屈，用指尖外缘按压反射区，轻轻旋转几秒钟。该反射区非常敏感，如果患者抱怨疼痛，就减小力度。

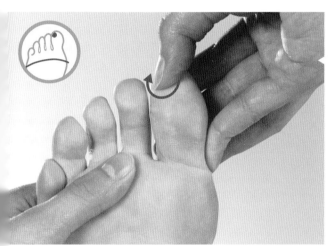

2 向拇趾内侧移动施术手拇指，大约距趾尖 2 厘米处为松果体反射区。按摩方法同前。

3 松果体反射区按摩完毕，将施术手拇指移至拇趾根部。脑背侧反射区始于此，覆盖了整个趾肚。辅助手稳定住受术足掌，施术手手指支撑住拇趾，从基部至顶部沿 6 条平行线使用拇指拨法向上推。

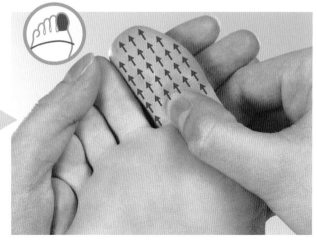

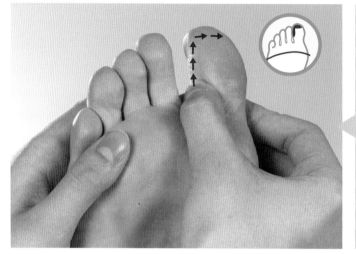

4 按摩颈部和头部侧面及脑顶部的反射区，施术手应掐住拇趾基部外缘。施术手拇指从拇趾内侧向上按摩至顶部。换手，用另一只手的拇指在受术足拇趾顶部交替按摩。

5 按摩脊髓反射区。施术手拇指置于拇趾内侧边缘。辅助手托着足后跟，将足向左侧远方轻轻倾斜。用拇指拨法按摩足弓下方、距跟骨 2/3 处位于拇趾内侧和足内侧的脊髓反射区。
施术手拇指按摩一遍后，换另一手拇指向上按摩。左右交替来回往复。

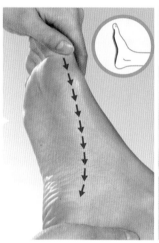

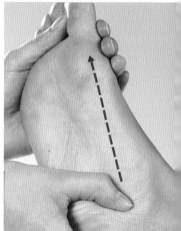

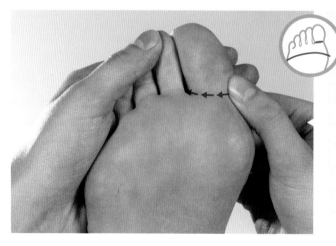

6 按摩颈部反射区。将施术手拇指置于拇趾外侧缘。辅助手握住足趾并向背侧拉伸。施术手手指支撑住拇趾背面，用拇指拨法横向按摩拇趾根部。

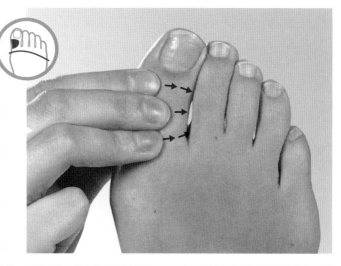

7 保持手势不变，用背侧的食、中、无名指三指横向按摩拇趾背面的面部反射区（眼、鼻、牙、唇和面部肌肉），拇指应抵住拇趾趾肚。

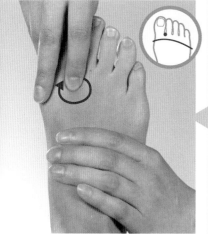

8 按摩声带反射区。抬高施术手的位置至足的上方，将食指置于拇趾和二趾之间的足背。拇指搭在足底、食指的对面做支撑，食指轻轻地做转动按摩。该反射区可有效防治由吸烟、发声过度导致的咽喉红肿。

9 按摩鼻窦反射区。辅助手向足背侧轻轻伸展足趾，施术手四根手指在足趾背侧做支撑，用拇指拨法从二趾和三趾开始，按摩拇趾外的其他四趾的趾肚和侧面。

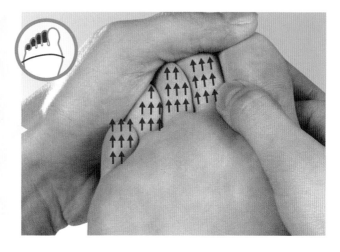

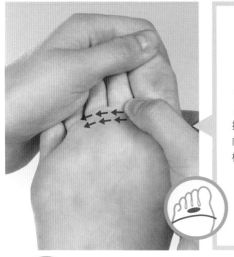

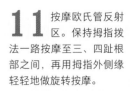

10 按摩眼反射区。辅助手不变，用拇指拨法从二趾根部开始向中间横向按摩至三趾根部。

11 按摩欧氏管反射区。保持拇指拨法一路按摩至三、四趾根部之间，再用拇指外侧缘轻轻地做旋转按摩。

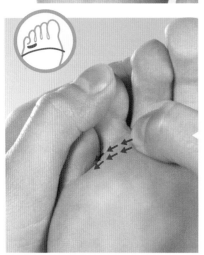

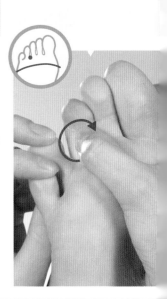

12 按摩耳反射区。保持拇指拨法继续按摩，横向越过四、五趾根部。

13 按摩甲状腺反射区。辅助手握住足尖，施术手用拇指拨法在拇趾球部位做半圆运动。

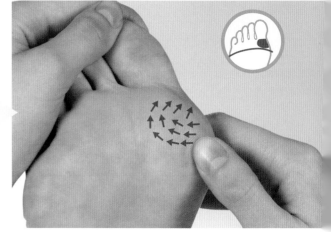

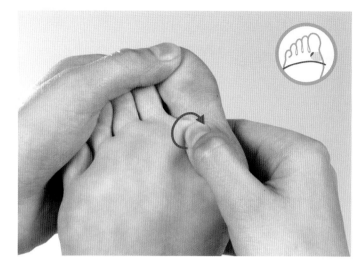

14 保持辅助手的位置不变，按摩位于拇趾根部的第一处甲状旁腺反射区。将按摩手的拇指置于甲状腺反射区的外侧缘并轻轻地旋转几秒钟。

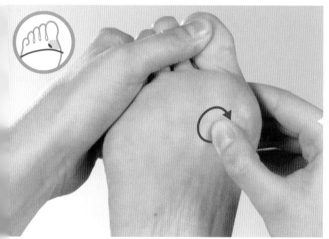

15 保持辅助手的位置不变，施术手的拇指移至甲状腺反射区的外缘，并继续在第二处甲状旁腺所在反射区进行旋转按摩。

16 最后，按摩位于四趾表面的牙齿反射区。将辅助手下移至足的中部。施术手采用并指推法横向越过二趾和三趾背侧顺次按摩。换手，使用相同手法继续横向越过四趾和五趾顺次按摩。如此往复。

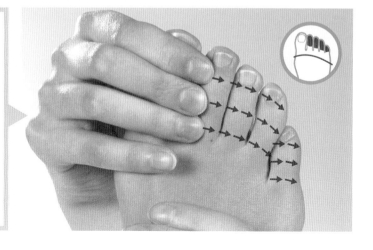

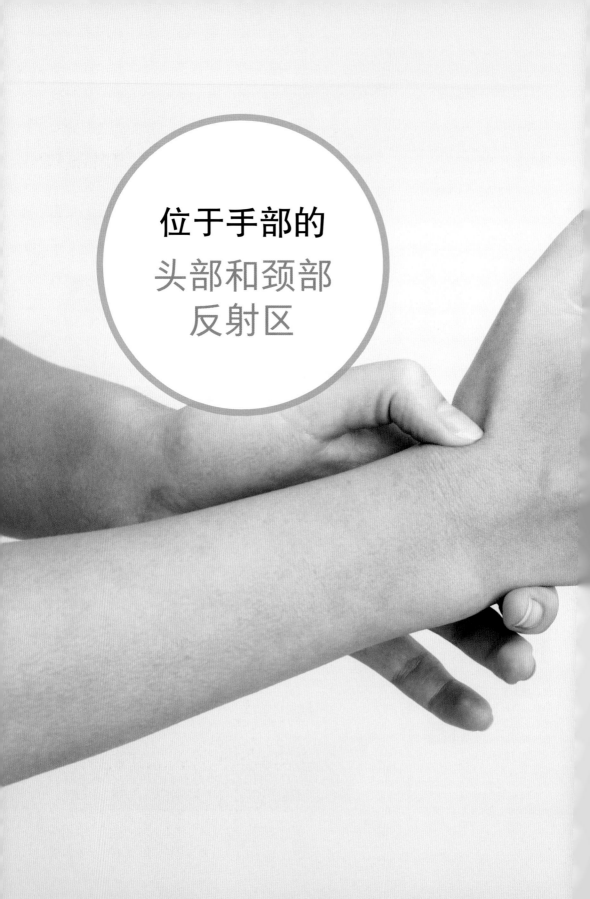

位于手部的
头部和颈部
反射区

由于拇指的构造，手部不像足部那样分为横向区域，而是被分为纵向区域。所以，要想更容易地定位手部的反射区，则需要增设一条腰线。该线始于小指和手腕连线的中点，止于紧靠拇指第二指关节的下缘。头部、颈部和肩部反射区皆位于该线的上方，并覆盖了指骨的全部五个纵向区域。实施按摩也应和对足部的一样，系统地按照顺序进行。

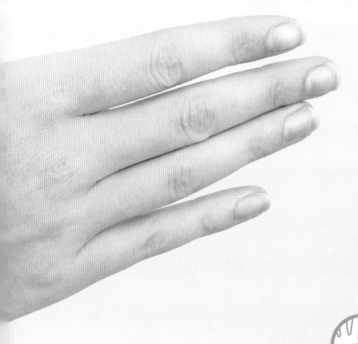

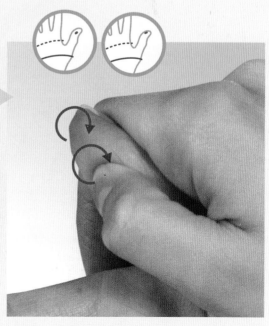

1 从按摩垂体反射区开始。该反射区位于拇指指肚的中央。施术手四指扣住受术手拇指，辅助手支撑住受术手手背。用施术手拇指的外侧缘在垂体反射区做按压动作并轻轻地转动。由于该反射区较为敏感，要是患者感到不适，则力度要减轻。接着按摩松果体反射区，保持施术手四指位置不变，仅将施术拇指移向患者受术拇指内侧缘的顶部即可。用施术手拇指外侧缘在该区域做按压并轻轻转动。拇指第一关节在整个过程中要保持弯曲。

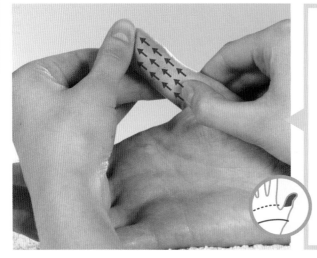

2 按摩完松果体反射区，施术手拇指沿着受术手拇指内侧缘移至基部。该处为头背部反射区的起点。保持辅助手的支撑和施术手拇指第一关节的弯曲，用拇指拨法沿纵向的数条平行线，全覆盖式地按摩受术手拇指。

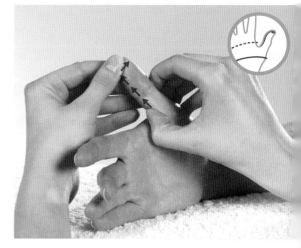

3 继续将施术手拇指移向颈部、头部侧面和脑上端的对应反射区。这些反射区位于拇指内侧缘，横过拇指指尖。用辅助手将患者的手掌微微弯向自己，用施术手四指固定住患者拇指。采用拇指拨法，顺次从患者拇指根部内侧沿拇指边缘向上按摩，途经拇指指尖。

4 接着按摩脊柱反射区。用辅助手移动患者手掌，使手背朝向自己。继续采用拇指拨法，沿拇指内侧缘向下按摩直至舟骨与桡骨的相遇处。施术手顺势固定住患者拇指，辅助手的拇指单指上行推动，按摩反射区。

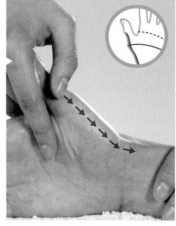

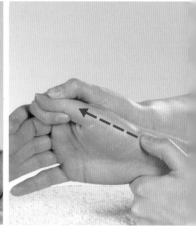

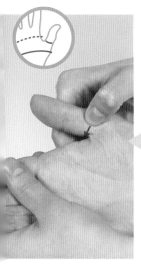

5 辅助手托住患者的手背。采用拇指拨法环绕患者拇指根部做小幅度按摩。

6 主辅手切换。原先的施术手支撑着患者的手，辅助手拇指移向位于拇指背侧的面部反射区，沿平行线全覆盖地按摩整个拇指背侧。

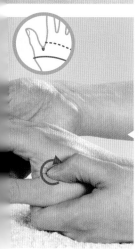

7 继续用右手支撑，将施术手拇指置于患者拇指和食指间的指蹼上，该处是声带反射区的位置。施术手四指托住患者拇指，采用拇指揉法轻轻在该反射区揉动几秒钟。这有助于舒缓由咽喉问题引起的病症。如果患者对该部位表现敏感，可能会带来疼痛或者有摩擦感。如此就减轻力度，持续按摩直至摩擦感得以减轻。

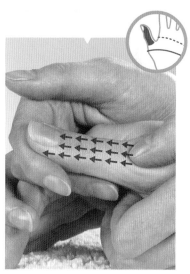

8 按摩完声带反射区，用辅助手托住患者的手背。施术手拇指采用拨法沿平行线按摩位于全部四根手指的指肚和侧面的鼻窦反射区。

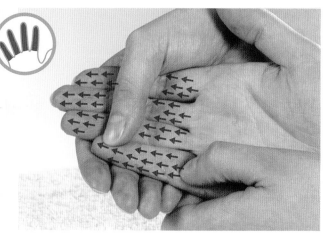

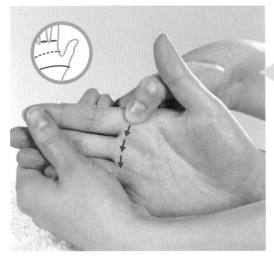

9 按图中所示改变手的位置，再按摩眼睛反射区。从食指根部内侧缘开始，施术手采用拇指拨法按摩患者食指和中指的根部。

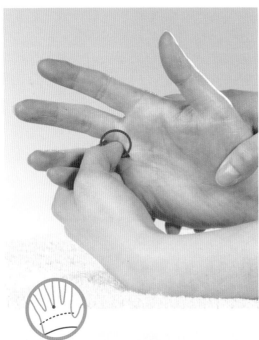

10 再次切换主辅手。用辅助手拇指将患者的中指和无名指分开，找到欧氏管反射区。施术手拇指外侧缘置于两指之间的指蹼上，采用拇指揉法按摩。

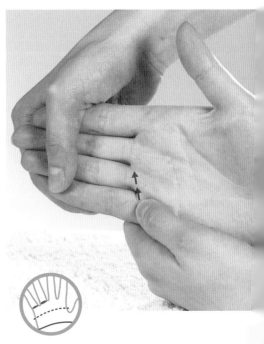

11 按摩耳部反射区。辅助手微微向手背侧伸展患者的手指，施术手采用拇指拨法从患者小指根部的外侧缘向中指根部进行按摩。

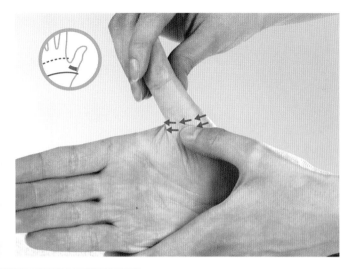

12 甲状腺反射区位于
拇指根部。用辅助
手微微拉伸患者拇指背部。
施术手四指托住患者的手,
采用拇指拨法从患者拇指根
部内侧缘开始,沿该反射区
拇指按摩。

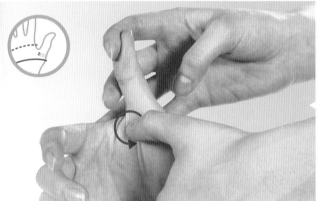

13 辅助手姿势保持不变。
施术手拇指采用揉法,
慢慢地按摩甲状旁腺反射区。上
甲状旁腺反射区位于甲状腺反射
区靠上的部分,下甲状旁腺反射
区则位于后者靠下的部分。

14 辅助手托住患者四指,平放于按摩凳
等平面上呈放松状。施术手采用拇指
拨法按食指到小指的顺序,平行地按摩患者四
指上的牙齿反射区。门牙的对应反射区覆盖了
拇指和食指的背部。在按摩面部反射区前,要
先按摩完患者的拇指。犬齿的对应反射区位于
食指背部;前臼齿的对应反射区位于中指背
部;第一和第二臼齿的对应反射区位于无名指
背部;第三臼齿(即智齿)的对应反射区位于
小指背部。

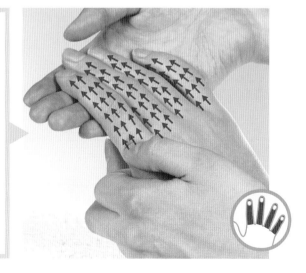

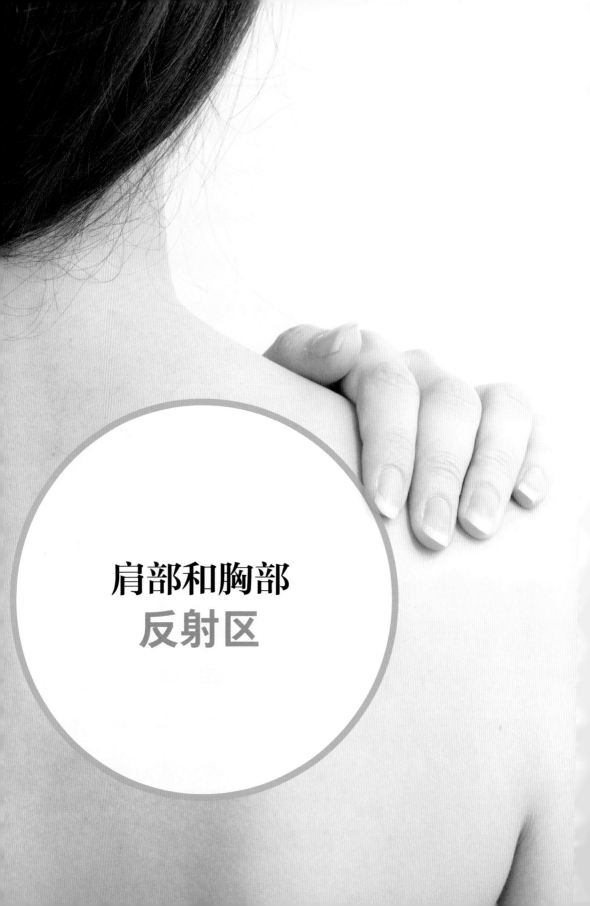

肩部和胸部
反射区

双手双足上都存在着肩部和胸部反射区。它们位于横 1 区和横膈膜线之间，从足趾和手指的根部延伸到横膈膜线。对应的反射区则是从肩部反射区开始，接着到手臂、肘、气管、肺中的支气管、胸腺、心脏、胸骨和肋骨的反射区，在横膈膜线处结束。前文提到，心脏的反射区仅位于左脚和左手上，所以在治疗该器官时仅按摩左半身就可以了。把所有在进行按摩时感到不适的反射区都记下来，以便在按摩双足之后再回过头来有针对性地做额外的按摩。如果在按摩某个反射区时疼痛感比较强烈，那就减轻力度继续按，以不造成不适感觉为宜。

肩部

肩部是一个球形窝状关节，其活动由肌肉支撑。肩关节由上肢骨（即肱骨）和肩胛骨组成。肩部的疼痛可能由很多原因引起，包括却不限于关节本身。一部分原因是关节炎、腱炎、黏液囊炎、棘上综合征和五十肩。

手臂和肘

手臂由连接肩关节和肘关节的肱骨、连接肘关节和腕关节的桡骨和尺骨，以及由腕关节连接到前臂的手掌组成。通过按摩对应反射区，可有助于减轻网球肘、关节炎等疼痛。

气管

气管长约 12 厘米，直径约 2.5 厘米。它位于食管前，并且在第四胸椎的对面，大概与心脏上端差不多高的位置，分岔出两道支气管——一道通向右肺，另一道通向左肺。气管包含有大量的 C 型软骨环，以保护其管壁不会遭受过度挤压，从而维持通畅状态。气管上部的 4 个软骨环穿过甲状腺峡部。所谓的甲状腺峡部是指连接甲状腺两个小叶的一股甲状腺组织。两道支气管都有各自的分支，即小支气管，形成支气管树。

肺

两瓣肺叶并列位于胸腔内。肺叶呈锥形，显灰色。左肺比右肺稍小，并由一道深裂缝分为两叶。右肺则分为三叶。每瓣肺叶都由一层薄膜，即胸膜所包裹。深入每瓣肺叶的支气管又分支成小支气管，它们的末端为被称作"肺泡"的微小气囊。由于这些气囊的存在，肺的形状呈海绵状。当我们吸气时，胸腔的容积增大，富有弹性的肺就伸展以填充增大的空间。当我们呼气时，胸腔就恢复原来的大小，空气从肺中排出。之所以用鼻子吸气很重要，是因为鼻腔内含有很多微小的纤毛，好比空气过滤器。肺反射区对于所有与肺有

双手双足上都存在着肩部和胸部反射区。

位于右足、右手上的反射区对应人体右侧的器官和肌肉，左侧同理。例如，图中右足上的肺部反射区对应右肺，手臂反射区则对应右臂，不一而足。

① 气管
② 肩部
③ 肺
④ 手臂
⑤ 肘

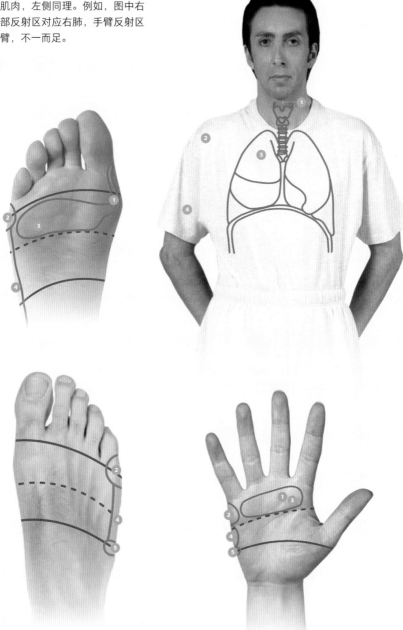

关的问题都意义重大。

胸腺

胸腺位于胸腔内，在胸骨后方、心脏前方和两肺之间。胸腺包含有大量淋巴组织，并对淋巴细胞（一种白细胞）的形成起着重要作用。

在人刚出生时，该腺体体积占比相当大，并一直增大直至青春期，是免疫系统形成的一环。青春期后，该腺体就逐渐变小。幼年时产生的淋巴细胞其作用是识别和保护人体组织。

如遇患者免疫系统功能不正常，特别是患者还是未到青春期的孩子时，胸腺反射区就尤为重要。

心脏

心脏是一个由肌肉组成的锥体形器官，是循环系统的中枢。心脏大致位于胸腔的中央——三分之二位于胸骨的左侧，剩下的三分之一位于右侧。心脏的结构可以视作两个并排的泵。右心室将含二氧化碳较多的静脉血，经由肺动脉送至肺泡周围的毛细血管，在此进行气体交换。静脉血变为含氧多的动脉血之后，经由肺静脉进入左心房，依次进入左心室。当左心室收缩时，动脉血经主动脉及其各级分支，到达全身各部。这个过程需要做大量的功，所以心脏的左侧要比右侧更大、更有力。心脏反射区对于心脏和循环系统所有疾病都很要紧。

肋骨

12 对肋骨组成了胸腔的侧壁。上 7 对肋骨称作真肋，由一节软骨带与胸骨相连。接下来的 3 对肋骨不和胸骨直接相连，称作假肋。所有的肋骨都与脊椎相连。

胸骨

胸骨外形扁而狭，长约 15 厘米，位于胸腔前壁的正中线。胸骨与肌肉和肋骨相连。这些部位若有损伤，肋骨和胸骨反射区就有很高的治疗价值。

横膈膜

横膈膜是把胸腔和腹部分开的圆顶形分割物，体积较大。它参与了呼吸运动。它的一部分是肌肉，另一部分则是膜。横膈膜与胸腔周围、胸骨下端前部、两侧的下 6 对肋骨以及背部的上两个腰椎相连。在吸气时，横膈膜被下拉至水平位置；在呼气时，横膈膜和胸肌得到放松。横膈膜反射区对疝气、呼吸问题等有着不错的治疗效果。

胸腺反射区存在于双足和双手上。而心脏
反射区仅存在于左足底和左掌。

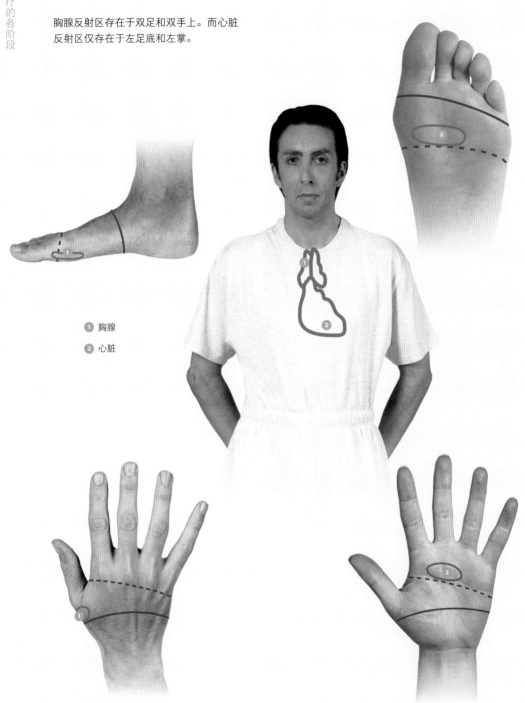

1 胸腺

2 心脏

横膈膜反射区存在于双足和双手上，紧贴横膈膜
线的两侧。肋骨反射区则存在于足背和手背上。

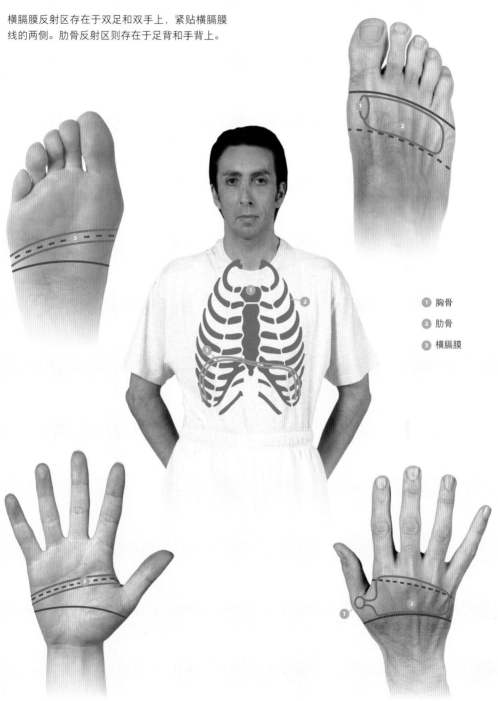

1 胸骨

2 肋骨

3 横膈膜

位于足部的

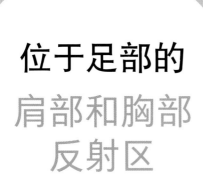

肩部和胸部反射区

完成头和颈部反射区按摩后，我们继续按摩肩部和胸部反射区。这些反射区都位于横膈膜线以上。要定位横膈膜线，想象一条始于拇趾球下缘并横向延伸过脚底的线。在按摩肺反射区时，应该会感觉到附近有沙砾感。可能的病因是患者暴露在空气污染中，抑或是过度吸烟。通过规律性的治疗，这些症状便可以消除。

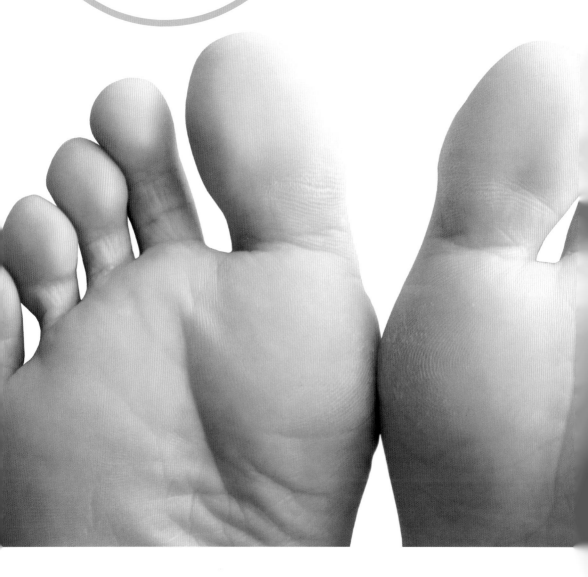

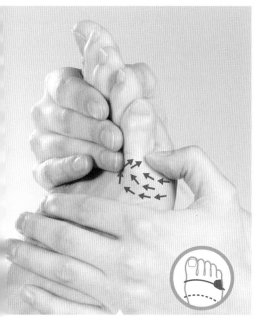

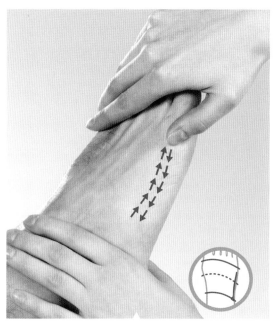

1 从肩部反射区开始整套按摩。该反射区位于小趾根部的外侧。用辅助手扶住患者足部，施术手拇指置于小趾根部的外侧。采用拇指拨法绕半圆按摩该处，且要做到对该位置按摩的全覆盖。如果患者有疼痛反馈，那就多按摩一会儿。

2 手臂和肘部反射区位于足的侧缘，从肩部反射区沿着第五趾骨外侧延伸。换手，用辅助手搭住踝关节。施术手置于足尖上。从外侧缘开始，采用拇指拨法下行按摩该反射区。然后换手，用左手拇指向上按摩。

3 用辅助手扶住足和拇趾，继续按摩气管反射区。采用拇指拨法从拇趾内侧沿拇趾球内侧缘进行按摩。

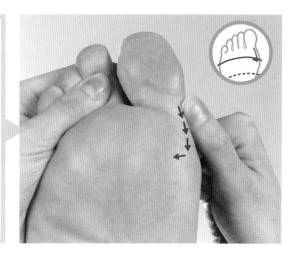

4 右肺反射区基本横跨了位于右足前掌的 5 个纵向区域。左肺反射区则位于左足。如图所示，施术手拇指采用拨法在该反射区做水平方向按摩。

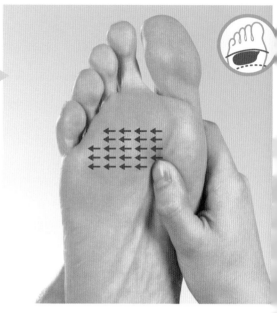

5 按摩胸腺反射区。换手，此时辅助手固定住患者右足跟，同时辅助手拇指搭在受术右足内侧。施术手微微将受术右足屈伸，弯向自己。将施术手拇指的外侧缘搭在如图所示区域上部。从拇趾球的内侧开始，施术手拇指沿着前脚掌下行直至第三趾骨末端进行按摩。该反射区作为免疫系统的一部分，在一个人青春期来临前起着至关重要的作用。

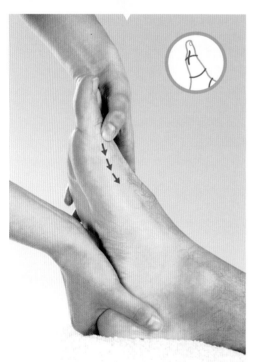

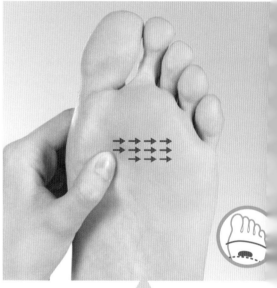

6 心脏反射区仅位于左足。辅助手支撑患者左足，采用拇指拨法从趾骨开始，顺次按摩纵 2 区和纵 3 区。

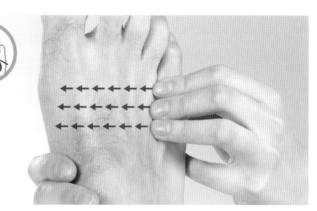

7 将施术手三指置于位于足背的肋骨反射区，拇指则抵在足底做支撑。从第五趾骨开始，以并指推法横向按摩脚背。

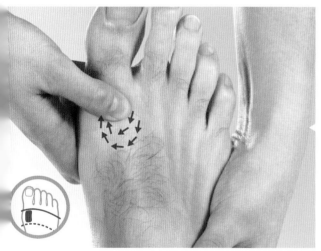

8 接着顺势用左手握住患者足部，同时将施术手拇指放在拇趾背侧根部纵1区所在的位置。采用拇指拨法轻轻按摩胸骨反射区。

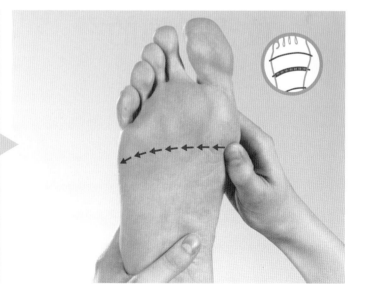

9 最后，将右手作为施术手，拇指用拨法按摩横膈膜反射区。该区起始于拇趾球下方，横跨足底。

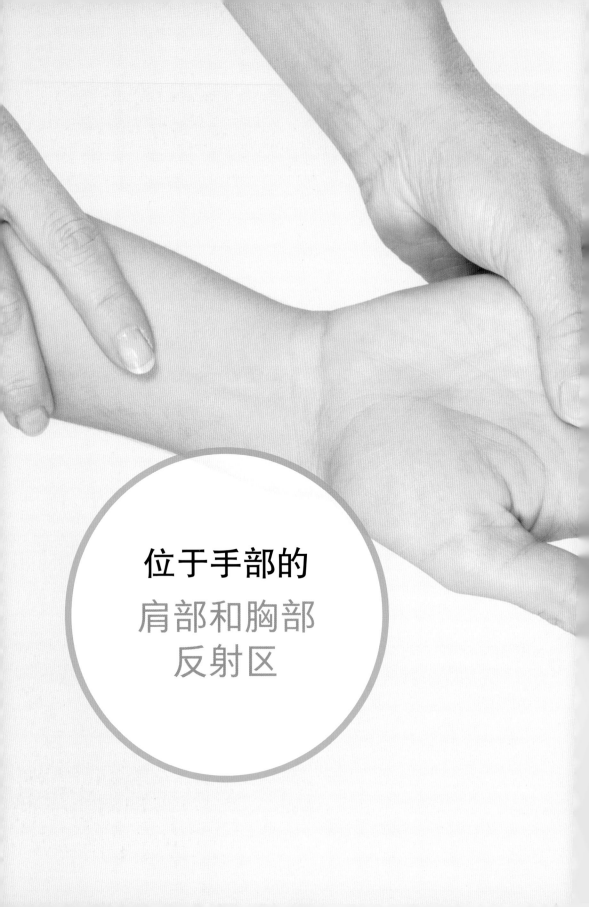

位于手部的

肩部和胸部
反射区

在手部，肩部和胸部反射区位于指根和四分之一手掌处往下的一条横线之间。这条横线对应横膈膜。但由于每个人拇指位置各有不同，横膈膜线不一定能被轻松识别出来。而且位于手部的反射区要比位于足部上的面积更小，所以在定位的时候就更要求精确了。要记住，心脏反射区只存在于左足和左手上，在对患有心脏病的患者实施治疗时应该倍加小心。

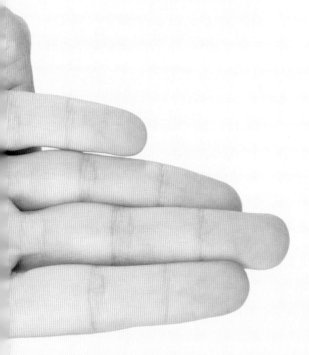

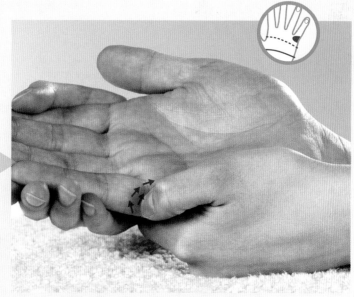

1 从对肩部反射区进行按摩治疗开始。该反射区位于小指根部的外侧和手背侧。用辅助手托住手背。将施术手的四指垫在患者的手背下作为额外的支撑。然后，用施术手拇指外侧缘围绕小指根部用拨法按摩几次。

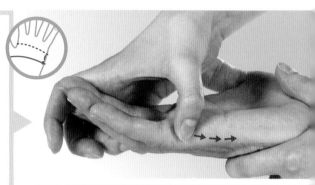

2 肩部反射区按摩完毕，换手，用辅助手托住患者的手，将其向自己倾斜。将施术手的拇指外侧缘置于肩部反射区的外侧，采用拇指拨法按摩手臂和肘部反射区，直抵腰线。顺势再次换手，将左手改为施术手，拇指沿着反射区向上推动。

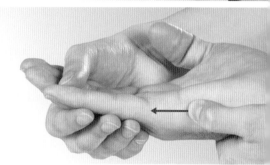

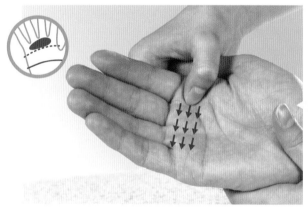

3 再次换手，辅助手和施术手都托住患者的手背。将施术手的拇指置于患者食指根部外侧。拇指顺次按摩位于小指根部和横膈膜线之间的纵 2 区至纵 5 区。

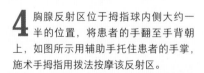

4 胸腺反射区位于拇指球内侧大约一半的位置，将患者的手翻至手背朝上，如图所示用辅助手托住患者的手掌，施术手拇指用拨法按摩该反射区。

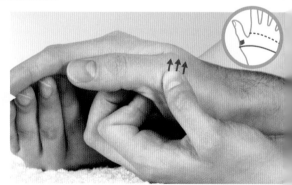

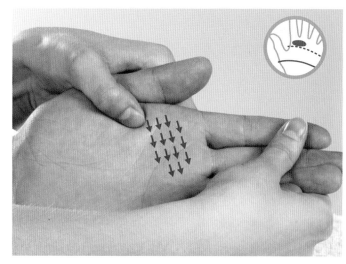

5 然后再按摩心脏反射区。该反射区位于左手手掌之上，处于横膈膜线上的纵2区和纵3区中。辅助手托住患者的手背，施术手拇指采用拨法按摩该反射区。切记心脏反射区仅存在于左手。

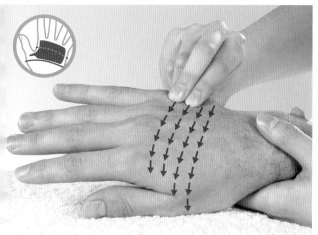

6 接着再按摩肋骨反射区。该反射区横贯手背全部五个纵向区域，并覆盖了从小指根部到横膈膜线之间的区域。用辅助手托住患者的手，施术手食指和中指采用并指推法按摩该反射区。

7 最后，对胸骨反射区进行按摩。该反射区位于纵1区手掌指骨的内侧缘。将起支撑作用的辅助手位置保持不变，施术手采用拇指揉法轻轻在该处按摩。

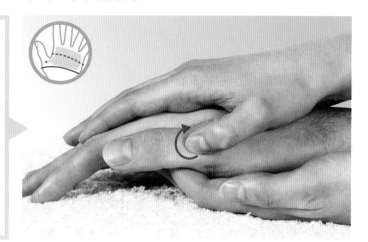

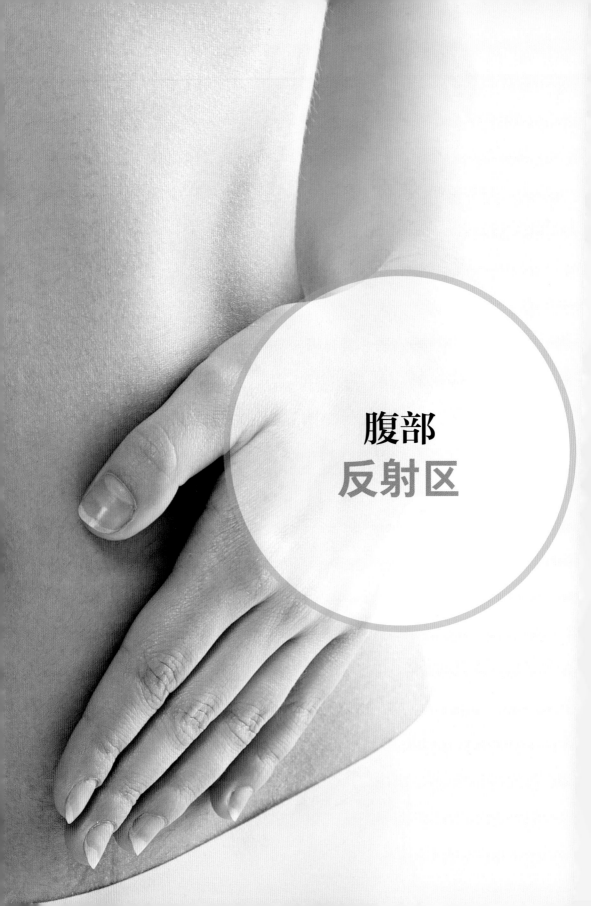

腹部
反射区

　　腹部反射区位于横膈膜线下方的横 2 区和横 3 区上。该反射区占据了跖骨下半部至跟骨上部，以及掌骨的下半部到手腕部的区域。消化系统的所有器官都囊括其中，详见下文。腹部中的其他器官所对应的反射区则与下半身的一些结构所对应的反射区相关联，而这些反射区主要位于手和足的内侧和外侧缘。只有在手掌区和足底区按摩完毕才会接着按摩这些反射区。

太阳神经丛

　　脊神经前支（其中有两支除外）并不直接进入它们所管控的身体结构中，而是在身体的两侧和邻近的神经交织成网状——这样的网状结构就是神经丛。太阳神经丛类似于太阳放射线状，故有其名。它位于胃的后侧。按摩太阳神经丛反射区能有效缓解压力。

肝

　　肝是人体最大的实体器官，位于腹部上方、横膈膜下方，一般在身体的右侧。肝分为一个较大的右叶和一个稍小的左叶。肝承担了人体内大量的化学活动——它能清除小肠吸收物中所含的毒素；分泌胆汁，协助消化；储存维生素和糖原；对许多酶、胆固醇、蛋白质复合物、维生素 A 和血液凝固素进行加工；还参与了碳水化合物、脂肪和蛋白质的代谢。所以，肝反射区对像肝炎和黄疸之类中毒性疾病有着非常重要的治疗价值。

胆囊

　　胆囊是一个长约 7.5 厘米的囊，位于肝右叶的下底面。其功能是储存和浓缩肝所分泌的胆汁，胆汁能分解食物中的脂肪。在消化过程中，胆囊通过肌肉的收缩射出胆汁，经胆管进入小肠。对胆囊反射区进行按摩治疗有助于治疗胆结石和脂肪消化困难之类的病症。

脾

　　脾是位于腹腔左上侧的一个较大的淋巴腺。脾除了产生淋巴细胞（血液中的一种白细胞）外，还负责清除和降解血液中发生畸形或衰老的细胞。脾反射区对抵御细菌病毒感染起着重要作用。

食管

　　食管是一条肌型直管，走行于咽的后侧，穿过颈、胸直达胃部。食物被吞咽后，通过食管壁肌肉有节奏的收缩作用，经由食管入胃。在食管的基部有一道肌型瓣，通过张闭来引导食物入胃，并防止胃里的酸性物质回流到食管引起疼痛。按摩食管反射区有助于改善吞咽困难。

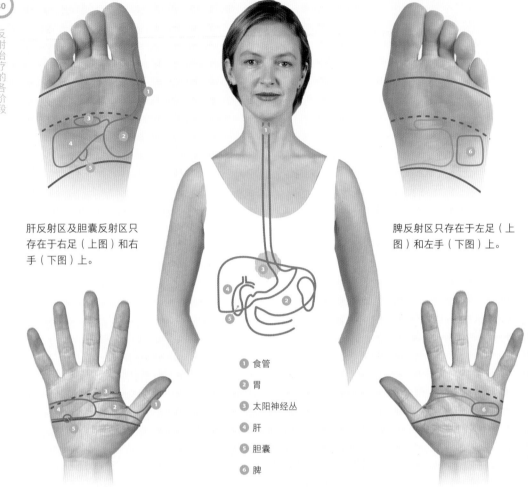

肝反射区及胆囊反射区只
存在于右足（上图）和右
手（下图）上。

脾反射区只存在于左足（上
图）和左手（下图）上。

1 食管
2 胃
3 太阳神经丛
4 肝
5 胆囊
6 脾

胃

　　胃位于靠下的几对肋骨后侧，靠近身体左侧。其形状像字母"J"。胃的下端就是幽门，"J"字的顶端则是食管和胃的交界处。当食物进入胃后，胃壁强有力的肌肉开始做搅拌运动，将食物与胃酸及消化酶混合。消化酶的主要成分为胃蛋白酶，起到分解肉类等蛋白质食物的作用。这种酶只有在酸性环境中才有活性。半消化的食物随后通过幽门括约肌进入十二指肠。胃反射区有助于改善与胃相关的疾病，如胃溃疡、癌症、消化不良和心痛及一般消化性疾病。

胰腺

　　胰腺位于胃的后方。其作为内分泌腺系统的一部分，具有双重功能并有许多分支状导管。其成簇状分布的岛样细胞分泌的胰岛素，是糖代谢中必不可少的一种激素，缺少胰岛素便会发生糖尿病。我们摄入的许多食物中都含有糖，这是我们身体中所有细胞的主要能量来源。胰岛素促使这些细胞从血液中吸收足够的糖，以供应其所需，同时也促使肝脏吸收并储存剩余的糖。大部分胰岛腺细胞产生胰液，通过胰管分泌进入十二指肠，作用是协助分解碳水化合物、蛋白质和脂肪。胰腺反射区对于某些消化紊乱如高血糖、低血糖和糖尿病等有着重要的治疗意义。

小肠

小肠是一个长 5～6 米的管状器官，分为十二指肠、空肠和回肠。小肠是血液吸收营养物质最主要的器官。半消化食物从胃进入十二指肠，在小肠分泌的消化酶、来自胆囊的胆汁和来自胰腺的胰液的作用下进一步得到消化。食物在小肠壁肌肉收缩所产生的蠕动波的作用下进一步被推进。只要经过消化的食物颗粒足够小，就能穿过小肠薄壁进入血液被运输到肝脏储存，并能运送至全身。按摩小肠反射区对于与消化功能紊乱相关的疾病，如克隆罗恩、下腹疾病和消化问题等有着重要作用。

阑尾

阑尾为一细小袋状器官，长约 7.5 厘米，从大肠的第一节突出。食草动物的阑尾相对人的要大得多，且在消化过程中起着很大作用。而人体中的阑尾则被认为是进化带来的遗留物。阑尾反射区对疑似阑尾炎患者的治疗有着重要作用。

回盲瓣

回盲瓣是控制回肠通向大肠开口的黏膜褶。它起的作用是引导从小肠运送而至的食物进入大肠，并防止大肠内的食物回流进入小肠。按摩回盲瓣反射区对缓解便秘起着很大的作用。

大肠（结肠）

大肠长约 1.5 米，由结肠和直肠这两个主要的器官组成。结肠分为几段：升结肠从腹腔的右侧上升至肝的下侧，并在该处向左侧弯曲（肝曲），延续为横结肠。横结肠横跨腹腔至脾的底端。又在该处弯向身体的左侧（脾曲），向下成为降结肠。最后一段是乙状结肠，其向内突向中线，止于直肠。直肠是一段长约 12.5 厘米的短管状器官，末端为肛门。来自小肠内容物的液体和各种矿物质通过结肠的膜壁被吸收进入血液。剩余的半固体排泄物继续向下移动入直肠，最终形成粪便。当发生便秘、肠易激综合征、结肠憩室病、溃疡性结肠炎和腹泻时，按摩大肠反射区会产生较显著的疗效。

膀胱

膀胱是一个位于盆腔里的肌肉囊状器官，其功能是储存由肾生成的、经输尿管下行的尿液。男性的输尿管位于直肠正前方，女性的输尿管则位于阴道前侧、子宫下部。膀胱拥有柔韧而富有弹性的壁，既可以在充盈时扩张，也可以在排尿时通过松弛括约肌来收缩。当膀胱收缩时，尿液受到输尿管连接膀胱处的瓣膜的阻止，无法再次回流进入输尿

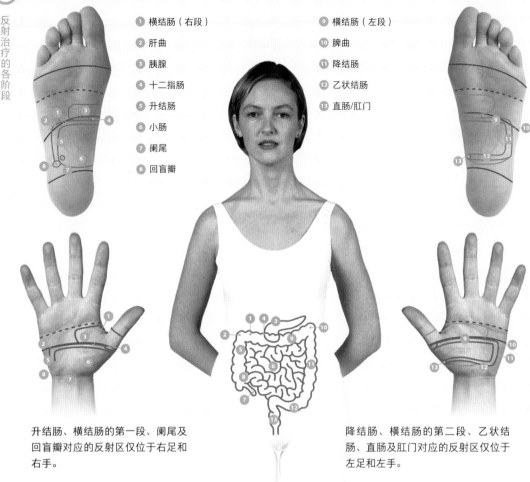

① 横结肠（右段）
② 肝曲
③ 胰腺
④ 十二指肠
⑤ 升结肠
⑥ 小肠
⑦ 阑尾
⑧ 回盲瓣

⑨ 横结肠（左段）
⑩ 脾曲
⑪ 降结肠
⑫ 乙状结肠
⑬ 直肠/肛门

升结肠、横结肠的第一段、阑尾及回盲瓣对应的反射区仅位于右足和右手。

降结肠、横结肠的第二段、乙状结肠、直肠及肛门对应的反射区仅位于左足和左手。

管。尿液通过尿道从膀胱排出。男性的尿道长于女性，同时也起到供精子排出的作用。按摩膀胱反射区对所有与排尿相关的问题都有一定的治疗效果，如膀胱炎。

输尿管

人体有两条输尿管，一般长 25 ～ 30 厘米。输尿管的功能是将尿从肾运送至膀胱。当出现肾结石等所有与排尿有关的感染病症，按摩输尿管反射区就能起到一定疗效。

肾

肾为豆形，呈深栗色，重约 150 克，长约 10 厘米、宽约 5 厘米，位于腰上部、最下肋的下方，在脊柱两侧各有一个。右肾位于肝的下方，一般较左肾稍低。两肾都由脂肪包绕，起到保护和支持的作用。肾由肾动脉提供血液，肾动脉分为许多细小的分支，渗透入肾组织和滤过单位，然后由复杂的小静脉系统将血液收集起来，输入更大的血管进入肾静脉，回归到体循环之中。肾细胞能产生协助控制血压的物质。当肾供血减少时，这些物质的量便会增加以升高血压，增加通过肾的血流量。每颗肾都由 100 多万个小滤过单位组成，这些单位称作肾小球，它们能将流经血液中的化学废物和多余水分滤出。滤出的液体从肾小球经过一段细而长的肾小管到达中段，中段被血管包绕。这些血管从那些液体中重吸收营养物质，而剩余的尿则沿着肾小管进入输尿管、尿道。肾反射区对尿生成系统的感染和所有相关问题都有着不错的治疗价值。

肾上腺

　　肾上腺是两个三角形腺体，紧靠肾的上方。其内部由髓质构成，外部则由成层的腺体细胞（皮质）构成。髓质分泌肾上腺素和去甲肾上腺素，对增强身体抵御突然危险和紧急情况及控制心率和血压的能力方面起着极其重要的作用。皮质分泌结构相似、功能各异的各种类固醇类激素。按摩肾上腺反射区对激素失衡导致的疾病的应急处理起着很大的作用，如关节炎、哮喘和过敏症等。

下图为泌尿系统器官所对应的反射区示意图。注意，肾上腺不属于泌尿系统。

① 肾上腺
② 肾
③ 输尿管
④ 膀胱

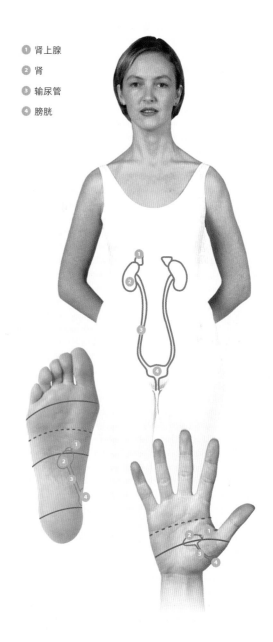

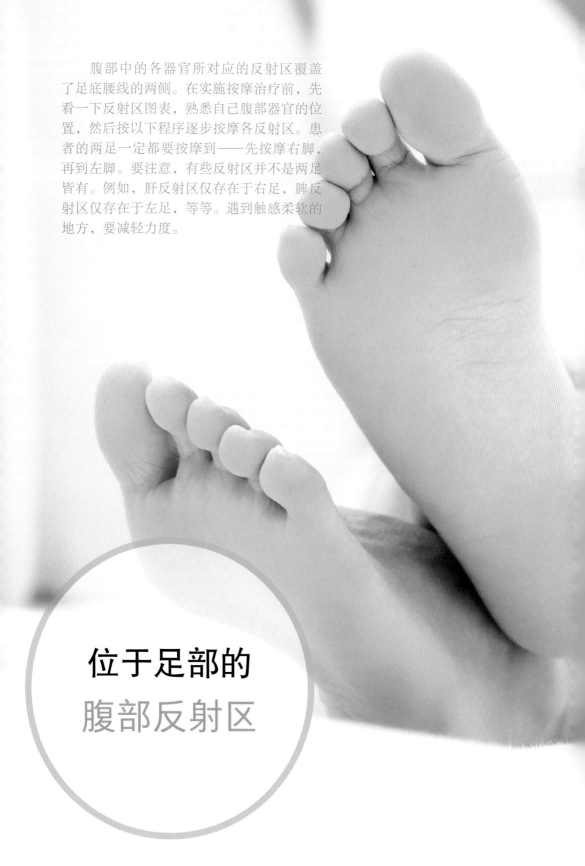

腹部中的各器官所对应的反射区覆盖了足底腰线的两侧。在实施按摩治疗前，先看一下反射区图表，熟悉自己腹部器官的位置，然后按以下程序逐步按摩各反射区。患者的两足一定都要按摩到——先按摩右脚，再到左脚。要注意，有些反射区并不是两足皆有。例如，肝反射区仅存在于右足，脾反射区仅存在于左足，等等。遇到触感柔软的地方，要减轻力度。

位于足部的
腹部反射区

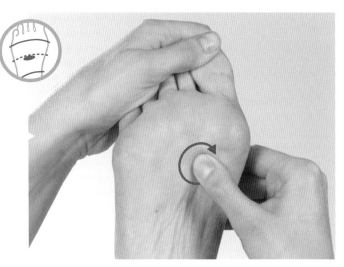

1 辅助手握住并撑住足趾，施术手拇指按压腹腔神经丛反射区。腹腔反射区位于横膈膜线以下的纵 2 区和纵 3 区之间。采用拇指揉法轻柔地沿顺时针方向做旋转按摩。

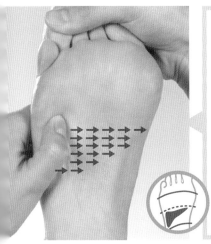

2 肝反射区仅存在于右足，其范围看起来很像一个不等边三角形。这个"三角形"的最长边恰好在横膈膜线下方，覆盖了所有 5 个纵向区域，最短边则在横膈膜线和腰线之间。辅助手握住患者左足，使足趾轻微后屈，将反射区舒展开。用施术手拇指外缘在形如三角形的该反射区域，沿水平方向揉搓。

3 辅助手保持不变，对胆囊反射区进行定位。该反射区仅位于右足，在纵 3 区的肝反射区下方、腰线上方约一手指宽处。该反射区作用很大，但面积却很小，故而难以定位，所以要尽量多参看反射区表，定位后施术手采用拇指揉法按逆时针方向按摩。

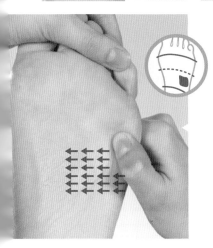

4 脾反射区只存在于左足。该反射区位于纵 4 区和纵 5 区、横膈膜线以下和腰线以上的区域。换手，辅助手握住患者左足足趾并往后稍掰足趾，施术手拇指在该反射区做水平方向按摩。

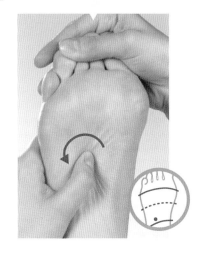

5 按摩胃反射区以前要先按摩食管反射区。该反射区位于纵1区外侧，从拇趾至横膈膜线下方。辅助手托住患者右足跟，施术手采用拇指拨法下行按摩。

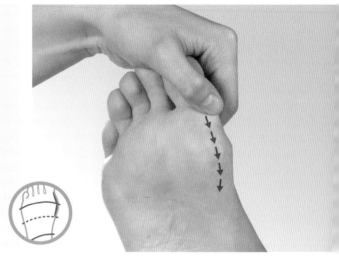

6 按摩胃反射区。该反射区在双足上都有，位于横膈膜线和腰线之间的区域。该反射区在右脚上位于纵1区，在左脚上位于纵1区、纵2区和纵3区。辅助手将足趾稍往后掰，施术手采用拇指拨法在该反射区做水平方向按摩。

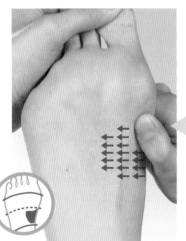

7 辅助手位置不变。施术手自拇趾球下移一指宽的距离，采用拇指拨法按摩胰腺反射区。该反射区延伸至腰线，并覆盖了左足的纵1区、纵2区、纵3区及右足的纵1区、纵2区。

8 辅助手后掰足趾，定位腱在足底的位置。然后将施术手拇指移至位于纵1区内的腱的内侧，该部位穿过腰线。该处是十二指肠反射区。采用拇指揉法按顺时针方向轻揉该点。

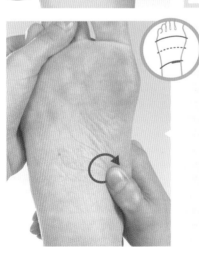

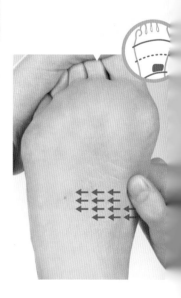

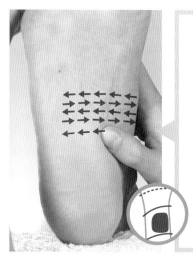

9 小肠反射区位于足中部腰线以下的跗骨的起点处，横跨双足的纵 1～4 区。用施术手拇指在该反射区的上端从右向左按摩，然后换手，用左手从左向右按摩。

10 定位阑尾反射区。该反射区位于跗骨以上、纵 4 区骨盆底反射区的上方，只存在于右足。施术手采用拇指揉法按顺时针方向在该反射区慢慢揉动。

11 在纵 3 区和纵 5 区，阑尾反射区的正上方是回盲肠瓣反射区。双手位置不变，用施术手的拇指在该点轻揉旋转。此项完毕后，拇指继续向上移走至腰线处，继续按摩升结肠反射区。请注意，该反射区和回盲瓣及阑尾反射区一样，仅存在于右足。
到达腰线后，在该处按压三到四次，按摩肝曲反射区。该反射区位于大肠横跨腹部前的弯曲处。

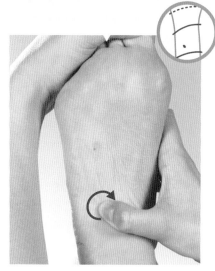

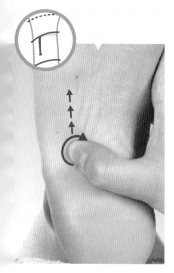

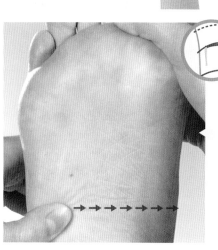

12 换手，施术手拇指在腰线高度横跨纵 5 区进行按摩。要治疗横结肠，得先从位于身体右侧的前半部开始。横结肠反射区的前半部分位于右足。

13 横结肠反射区的剩余部分位于左足。在按摩左足时顺便进行。施术手采用拇指拨法按摩纵 5 区内侧即脾曲反射区。在该区轻轻按压两三次。

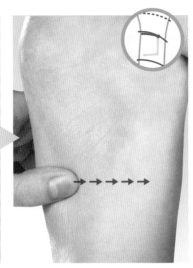

14 按摩降结肠反射区时，辅助手托住足部。施术手采用拇指拨法从纵 4 区和纵 5 区按摩至跟骨，按压乙状结肠反射区若干次。

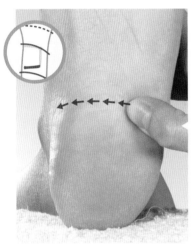

15 双手位置不变，施术手拇指横跨足部按摩至位于纵 1 区中部的乙状结肠反射区。如患者患有便秘，该反射区会有凹凸不平之感并格外柔软。

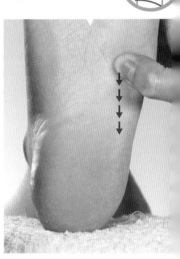

16 施术手拇指按至纵 1 区内侧部后，在该点按逆时针方向缓慢揉动几秒钟。该处是直肠和肛门反射区。直肠和肛门之间有肛管连接。肛门是直肠尾部的孔，人体内未经消化的食物残渣通过肛门排泄。该反射区只存在于左足。

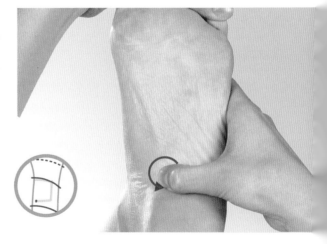

17 施术手托住患者右足跟，用拇指按摩膀胱反射区，即足部内侧略显淡灰色的区域。

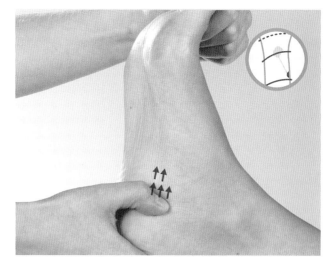

18 施术手拇指从膀胱反射区上移按摩至输尿管反射区。该过程要穿越纵 2 区和纵 3 区至腰线高度。辅助手轻掰足趾，顺着足腱可以轻松进行定位。

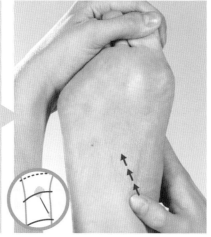

19 输尿管反射区末端是右肾反射区，位于纵 2 区和纵 3 区的腰线高度上。施术手拇指在此位置顺时针慢慢揉动。

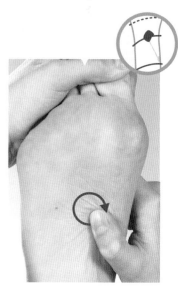

20 在纵 2 区腰线上方紧挨着肾反射区是右肾上腺反射区。施术手采用拇指揉法按摩右肾上腺反射区。

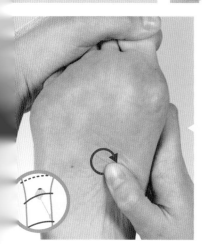

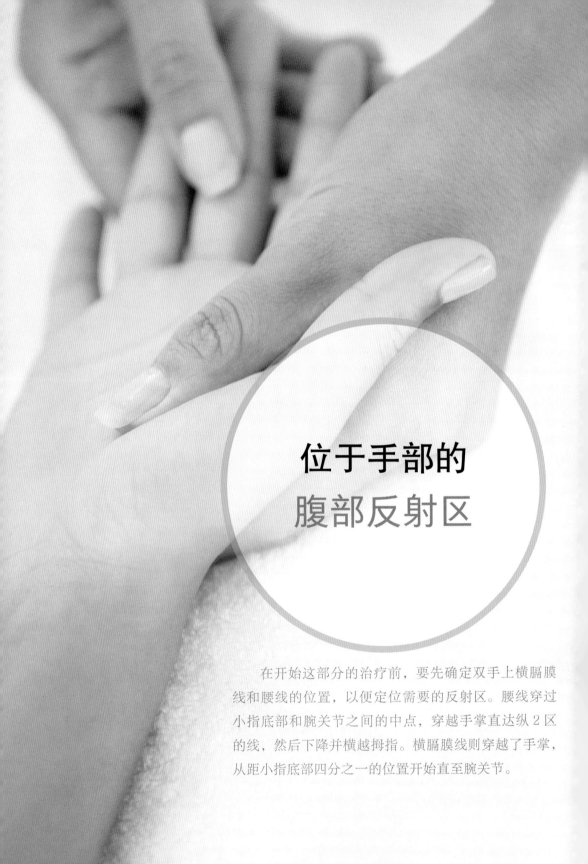

位于手部的
腹部反射区

在开始这部分的治疗前，要先确定双手上横膈膜线和腰线的位置，以便定位需要的反射区。腰线穿过小指底部和腕关节之间的中点，穿越手掌直达纵2区的线，然后下降并横越拇指。横膈膜线则穿越了手掌，从距小指底部四分之一的位置开始直至腕关节。

1 从太阳神经丛反射区开始治疗。该反射区位于纵 2 区和纵 3 区，与横膈膜线平齐。辅助手托住患者手部，施术手四指置于其手背做固定，采用拇指揉法在该反射区按压，并按顺时针方向揉动。

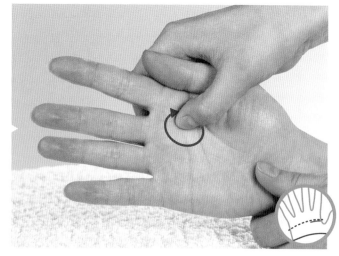

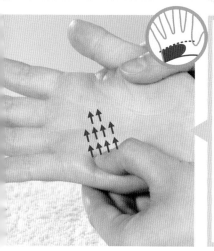

2 肝脏反射区只存在于右手和右足上。该反射区位于纵 3 区、纵 4 区和纵 5 区的横膈膜线和腰线之间，覆盖了掌骨的下半部分。施术手采用拇指拨法在纵 5 区横跨横膈膜线做水平方向按摩。

3 采用拇指揉法按摩胆囊反射区，该反射区位于手掌的纵 3 区，腰线以上。该反射区只存在于右手和右足上。

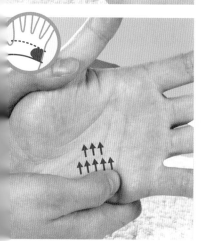

4 辅助手托住患者手背，施术手采用拇指拨法横跨脾反射区做水平方向按摩。该反射区位于纵 4 区和纵 5 区，横膈膜线和腰线之间，仅存在于左手和左足上。从纵 5 区外侧、横膈膜线下方开始按摩。

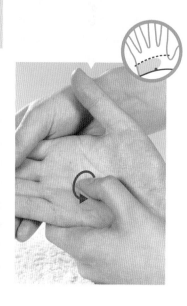

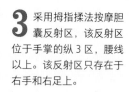

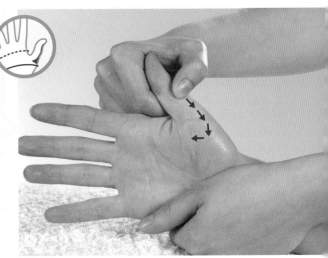

5 食管反射区位于双手拇指中部。该反射区从第一和第二指骨的关节开始，沿拇指直下到掌骨的顶端。辅助手作支撑，施术手采用拇指拨法按摩该反射区。

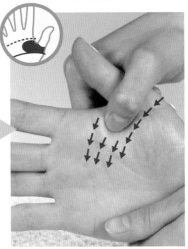

6 施术手继续采用拇指拨法按摩整个胃部反射区。该反射区与食管反射区底部相接，位于横膈膜线以下、腰线以上的右手掌纵1区及左手掌的纵1区、纵2区和纵3区上。

7 胰腺反射区只存在于右手纵1区和纵2区上，但在左手上却覆盖了纵1～3区。辅助手托住患者手部，把施术手拇指放在患者拇指中部外沿、腰线以上一指宽的部位，采用拇指拨法横跨该反射区做水平方向按摩，直到触及腰线。

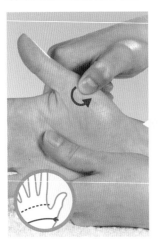

8 十二指肠反射区位于纵1区的腰线上，拇指的内侧。十二指肠构成了小肠的开端。辅助手托住患者的手，施术手采用拇指揉法轻揉该区。

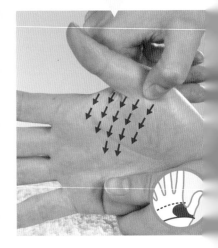

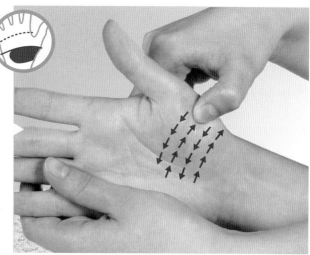

9 小肠反射区横跨纵 1～4 区，覆盖了位于腰线以下的掌骨区。从患者拇指内侧开始，采用拇指拨法横跨手掌按摩至纵 4 区的末端。换手，往反方向按摩整个区域。

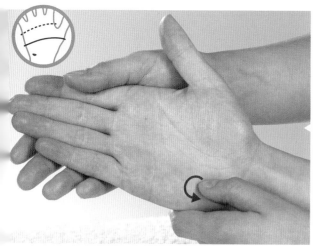

10 阑尾反射区只存在于右手和右足上。要记住，在按摩左手时不用做这一步。辅助手托住患者的手，施术手拇指置于纵 4 区外侧，腕骨上缘。施术手四指搁在患者手背下面，采用拇指揉法轻揉该点。

11 施术手拇指向上稍移至阑尾反射区。在该点轻揉，再径直向上按摩至升结肠反射区。该反射区于纵 4 区和纵 5 区，直抵肝褶。在褶部按压三四次后继续上移。

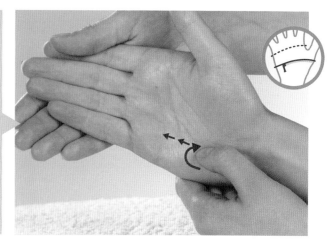

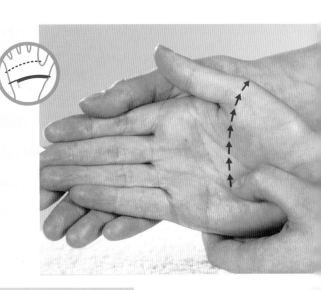

12 改变施术手拇指的位置，让其指向患者的右手拇指。施术手拇指从肝褶开始进行游走按摩，顺着腰线横跨手掌到纵 1 区拇指的内侧。至此，横结肠前段的治疗已进行完毕。

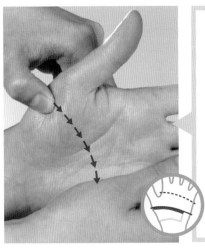

13 横结肠后段大反射区位于左手上。辅助手托住患者的手，施术手拇指放在纵 1 区腰线以下位置。沿着腰线，横跨患者手掌按摩至纵 5 区的脾褶。

14 换手，施术手拇指轻轻按摩脾的褶曲。然后采用拇指拨法按摩位于纵 4 区和纵 5 区的大降结肠反射区，并向下按摩至乙状结肠反射区，在该点轻轻施压。继续按摩乙状结肠反射区。

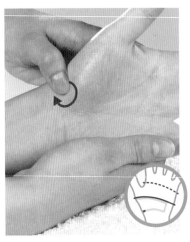

15 沿直线穿越手掌的所有 5 个纵向区，直到抵达纵 1 区的直肠和肛门反射区。然后换手，辅助手托住患者的手，施术手采用拇指揉法在该反射点轻揉。

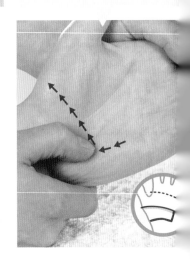

16 膀胱反射区位于右手的内侧面掌骨和腕关节的中间部位。面积大约有拇指甲那么大，正好在手心和手背大交界处。施术手采用拇指揉法揉搓该区域。

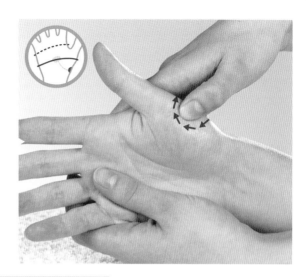

17 施术手拇指置于膀胱反射区，准备按摩输尿管反射区。该反射区从纵1区向上扩展，跨过纵2区，止于腕线下面与右肾反射区交接的纵3区。施术手采用拇指拨法向斜上方按摩直至那一点。

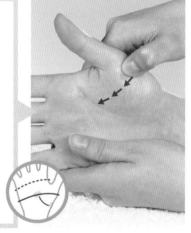

18 肾反射区呈肾形，存在于双手的纵2区和纵3区。从输尿管反射区的末端开始，采用拇指拨法按摩至腕线。再以拇指揉法按顺时针方向按摩该区域。

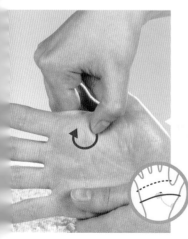

19 右肾上腺反射区位于腕线上的纵2区中，接近肾反射区。施术手采用拇指揉法按顺时针方向按摩该区域。左肾上腺反射区位于左手上。

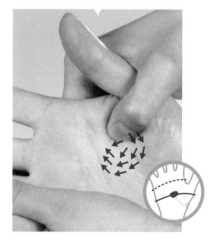

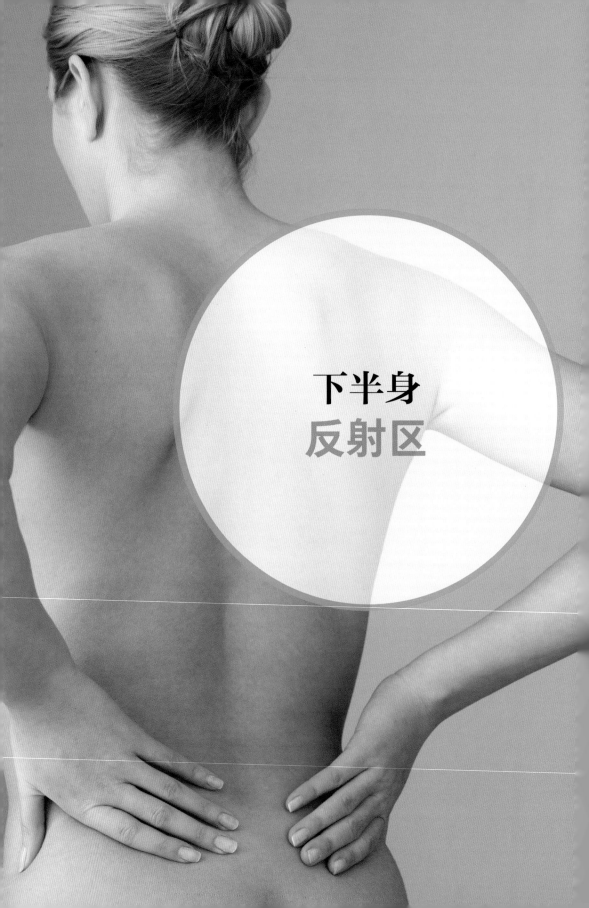

下半身
反射区

在对腹腔反射区进行描述的时候，常会提及下半身反射区，因为这些反射区与腹腔内的器官相关。但是这些器官都没有消化功能。除坐骨神经反射区外，其他相关反射区都位于足部和手部的内外侧。对这些反射区进行按摩治疗，要遵循足底和手掌反射区的治疗方法。下半身反射区包括坐骨神经、骶髂关节、骨盆肌肉、膝关节、髋关节，以及男性和女性的生殖器官。这些反射区对于相关慢性疾病的治疗有着十分重要的意义。由于生殖器反射区通常很脆弱，所以治疗时应格外轻柔。特别是在怀孕初期的16周，更应该谨慎。如果患者有流产史，则应放弃对这些反射区的治疗。

坐骨神经

坐骨神经是人体中最大的一条神经，支配着腿和脚上的全部肌肉。坐骨神经发自骶丛，从脊柱开始穿行过腿部，而后向下走行于腿的后部。在膝关节稍上方，该神经分为两个分支，支配小腿。坐骨神经如果受到挤压（通常由椎间盘突出所造成），其剧烈疼痛会向臀部发散向下直至大腿后部。对坐骨神经反射区的治疗有助于减轻腰背部的疼痛。

骶髂关节

骶髂关节是人体中一个传递重量的关节，将脊柱的承重通过骨盆传到下肢。骶髂关节由骶骨和髂骨连接而成，活动范围很小。按摩骶髂关节反射区可对坐骨神经痛和下半身及膝关节疾病起到治疗效果。

骨盆肌肉

骨盆和腹腔相连。骨盆是由骶骨、尾骨、耻骨和坐骨所围成的一个大的漏斗状环形结构。在人体中，骨盆连接了腿和脊柱，以维持直立姿势。女性的骨盆则同时起到容纳和保护生殖器官的作用——女性的左右两个卵巢就位于盆腔中。妇女在临盆时，新生儿要经过骨盆下口。男性骨盆下口窄而平，女性则较圆且与婴儿头的大小相仿。与这一部位相关的肌肉都来自骨盆，以维持骨盆的整体结构。这些肌肉中最重要的是提肛肌。按摩骨盆肌肉反射区对腰背疼痛以及髋关节和骨盆相关疾病的治疗十分重要。

髋关节

髋关节是人体主要的承重关节，连接了骨盆和股骨（大腿骨）。该关节属于球窝关节，由发达的关节囊包围做支撑之用。按摩该反射区对背部疼痛以及关节炎之类的髋关节病能起到治疗作用。

膝关节

膝关节是人体中最大的关节，易患常见的关节病。该关节的力量及强度依赖于大腿前方的股四头肌，该肌肉维持着膝关节的位置。按摩膝关节反射区可治疗膝部各种关节炎，包括滑

坐骨神经反射区经由足底上升至腿背。
在手部则是横跨手腕。

1 坐骨神经

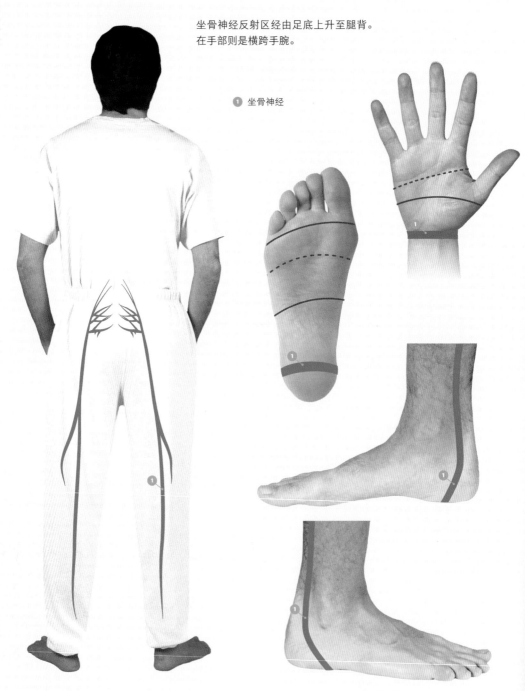

除坐骨神经外，其他下半身部位对应的
反射区皆位于双手、双足的外侧和内侧。

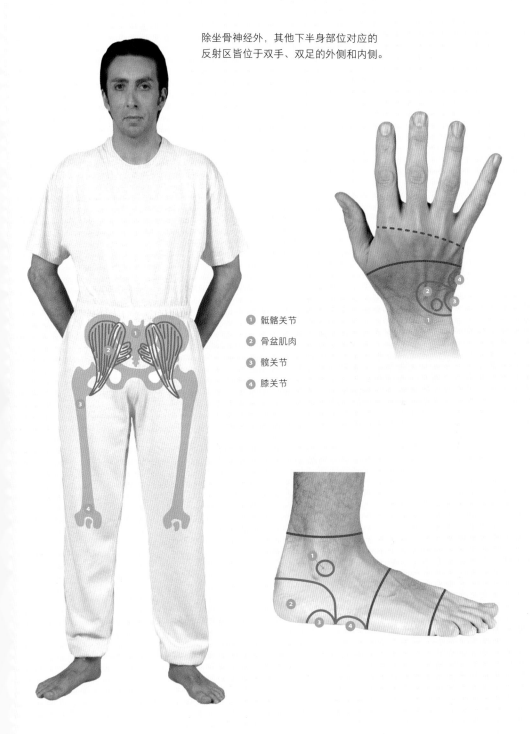

1 骶髂关节

2 骨盆肌肉

3 髋关节

4 膝关节

男性和女性的生殖器官反射区横跨足背和腕
部。子宫和前列腺反射区位于足和手的内侧；
卵巢和睾丸反射区则位于足和手的外侧。

1 输精管/输卵管

2 前列腺/子宫

3 睾丸/卵巢

4 生殖系统

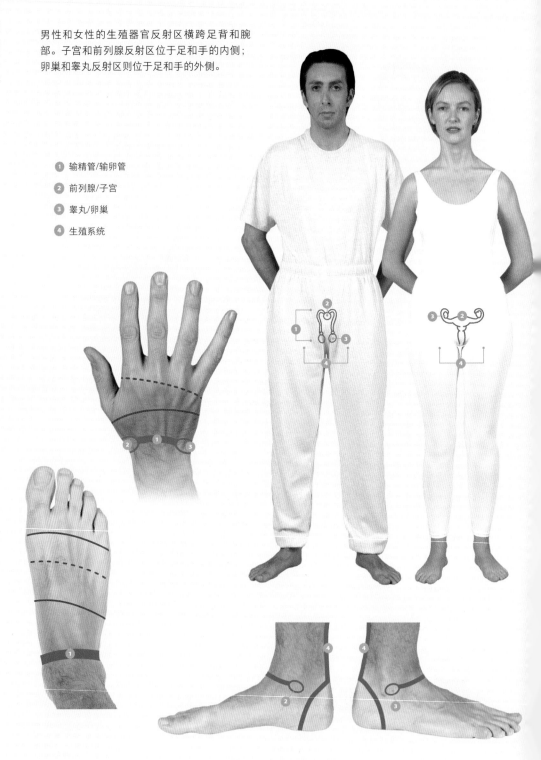

囊炎、风湿性关节炎等。

睾丸和输精管

男性的性腺即睾丸位于腹腔下方的阴囊中。这一位置虽略显脆弱，但却是必要的，因为精子产生所需温度比腹腔中稍低。每颗睾丸通过各自的输精管、不同神经及血管形成的精索与身体相连。

睾丸的内分泌部由能分泌雄性激素（睾酮）的一群细胞所组成，同时也产生少量的雌性激素（雌激素）。睾丸受到下丘脑和脑垂体前叶的支配，直至青春期才逐渐发育成熟。

每颗睾丸产生的精子首先在一个卷曲的管道即附睾中停留大约 3 个月的时间，在此期间精子逐渐发育成熟，而后被送至输精管或者精囊中储存。精子们存活于精液中，精液的量取决于睾酮的质量。如果精子未能和精液一同射出的话就会被降解，进而由身体所吸收。

前列腺

前列腺包括 3 个叶，它们包绕在尿道脱出膀胱的位置，和稍下方的尿道唇齿相依。

如果一位男性在年龄增大后前列腺肥大的话，则会挤压尿道，甚至可能会导致尿路阻塞而使得尿液无法通过。如果出现这样的情况，就有必要进行外科手术。前列腺小叶呈管状，有肌肉环绕管腔。在性交过程中，前列腺分泌物就是依靠关闭肌肉的收缩而进入尿道的。

前列腺相关的主要病症包括前列腺肥大、感染和增生。而对前列腺反射区的按摩对治疗这些病症有帮助。

卵巢、子宫和输卵管

位于腹腔下部的一对卵巢和子宫是女性主要的生殖器官。卵巢属于内分泌腺，位于子宫的两侧，通过输卵管与之相连。和睾丸一样，卵巢有两方面的功能：产生卵子，即女性卵细胞，以及分泌激素，促使女性个体和子宫发育，以孕育生命。在青春期，子宫在垂体分泌的激素（促性腺激素）的作用下变得很活跃，同时卵巢会分泌雌激素促使乳房、子宫、阴道等生殖器官发育。月经中期由于雌激素的持续增加，将会刺激垂体分泌出另一种激素。在这种激素的刺激下，处于发育中的卵子从卵巢中释放出来，促使黄体产生孕酮。孕酮将改变子宫的分层结构，为接收受精卵做准备。

子宫是受精卵的着床部位，呈穹窿形、梨状，长约 10 厘米，位于膀胱和直肠之间。子宫的末端为子宫颈，管道窄、管壁厚，连接着阴道的上口。怀孕约 40 周后，胎儿发育成熟，会通过子宫颈和阴道出生。如果未能受孕，子宫的分层结构将会破坏，废物随月经排出体外。

按摩男性和女性生殖器官反射区对于治疗不孕不育症，以及这些生殖器官所在身体部位的疾病有着不错的辅助作用。

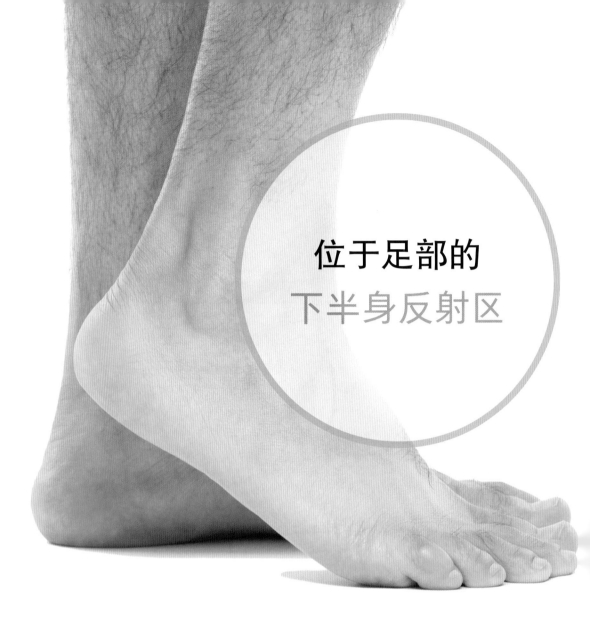

位于足部的
下半身反射区

其他腹部器官或者下半身的反射区都位于双足的内外两侧，不在足底。当然坐骨神经反射区除外，该反射区穿行于足底，越过跟腱，向上延伸至腿后侧。与男性和女性生殖器官——子宫和前列腺相关的反射区也位于踵部。按摩这些反射区对于改善生殖腺相关的慢性疾病有着重要意义。

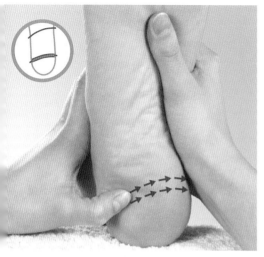

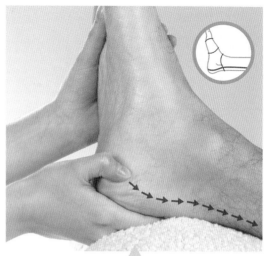

1 在按摩坐骨神经反射区时，辅助手四指握住患者足部。施术手则固定足踝做协助支撑。如图中两条平行线所示，采用拇指拨法从足跟球外侧 1/3 处开始按摩。

2 辅助手扶住患者足部，并使其向上微翘。施术手拇指置于足内侧的坐骨神经反射区，采用拇指拨法从跟腱内侧上行进行按摩。施术手四指应随着拇指的走行，先固定足跟再到小腿。

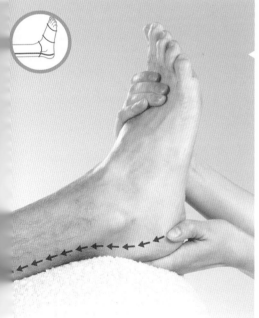

3 换手，辅助手固定住患者足部。从坐骨神经反射区的外侧缘开始，施术手拇指沿足跟外侧上行。当到达跟腱顶端后，将四指置于坐骨神经反射区的内侧，在下行按摩小腿后部回到足跟，在此过程中轻轻按压小腿腓肠肌。

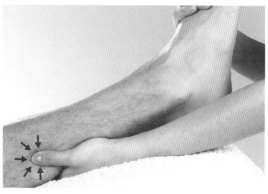

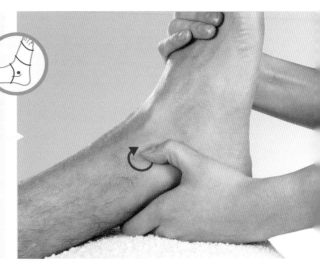

4 辅助手位置不变，施术手采用拇指揉法在骶髂关节反射区轻柔地做大环形按摩。按摩时你会发现，此处恰好是踝骨稍上的位置，与第四趾在同一直线上。

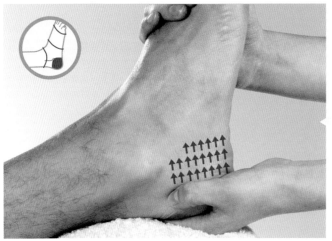

5 骨盆肌肉反射区位于足外侧，踝骨下方。辅助手扶住脚掌，施术手托住足跟。如图中箭头所示，从踝骨基底部开始，采用拇指拨法按摩该反射区。

6 双手位置不变，施术手拇指移至与髋关节和膝关节反射区。该反射区是两个半月形，位于足的外侧，从跖骨末端开始直至跟骨前 1/3 处。靠近跟骨的半月形是髋关节反射区。施术手采用拇指拨法按摩该区域。

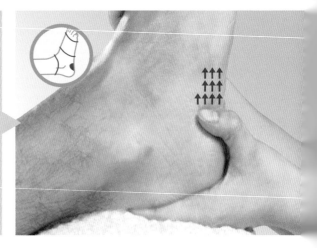

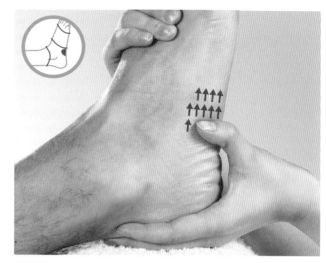

7 靠近髋关节反射区的另一半月形是膝关节反射区。继续采用拇指拨法按摩该反射区。

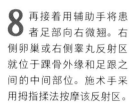

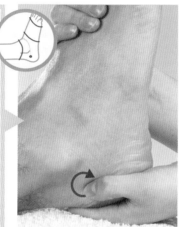

8 再接着用辅助手将患者足部向右微翘。右侧卵巢或右侧睾丸反射区就位于踝骨外缘和足跟之间的中间部位。施术手采用拇指揉法按摩该反射区。

9 施术手拇指从足内侧踝骨和足跟之间的中部开始，采用拇指拨法向上按摩穿过足背。该反射区与右输卵管和右输精管相对应。而左输卵管和左输精管反射区则位于左脚的相同区域。

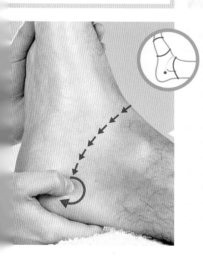

10 对子宫或前列腺反射区进行治疗时，先换手，施术手拇指置于反射区，采用拇指揉法做环形按摩。该区域相当脆弱，按摩时应慎重。

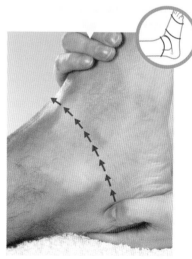

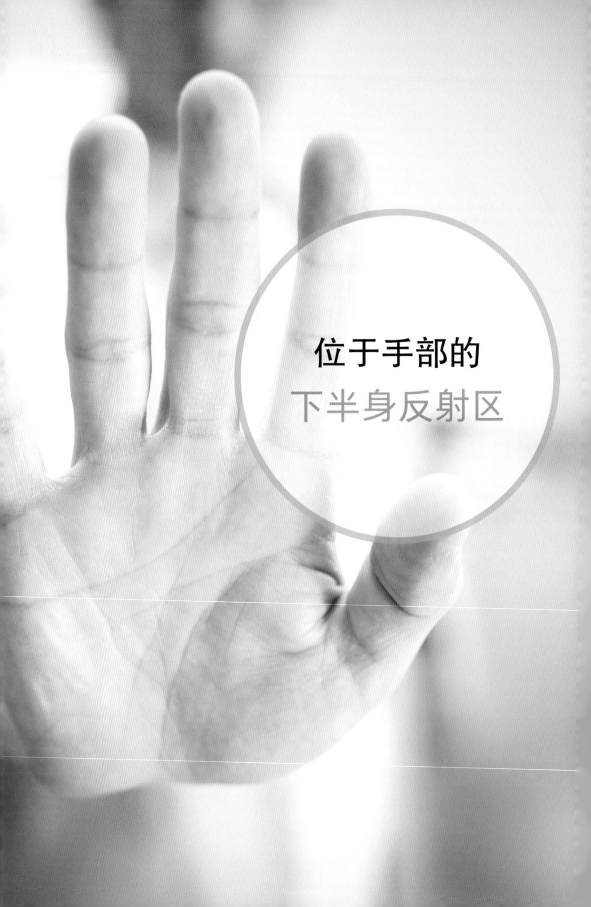

位于手部的
下半身反射区

位于手部的下半身反射区一般是在手腕的内外两侧之间，横过其背腹侧。在按摩与卵巢或者睾丸相关的反射区，抑或是与子宫或者前列腺相关的反射区时，应尽量减轻力度。在按摩过程中，如果患者有任何不适，则力道应更加轻柔。手部的坐骨神经反射区位于腕部。

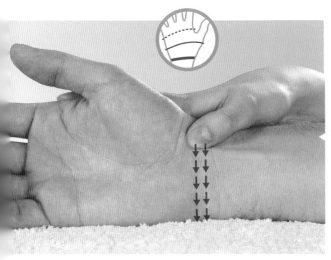

1 坐骨神经反射区横过手腕腹侧。施术手握住患者的手，采用拇指拨法，从患者手腕的内侧开始按摩直至外侧。一些患者对于该反射区相当敏感，所以在进行按摩的时候，左手应协助固定患者的手。

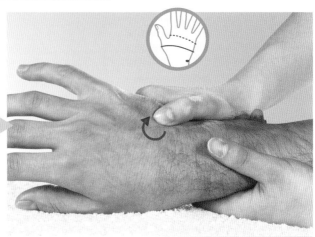

2 将患者的手翻面，使其手心置于平面上。左右手同时作为施术手，握住患者的手，右手拇指的外侧缘置于手腕稍上方，纵4区和纵5区中间的位置。右手采用拇指揉法按摩骶髂关节反射区。

3 双手姿势保持不变，施术手拇指外缘置于患者右手的背外侧第五掌骨的位置。该区域是骨盆肌肉反射区，与位于身体右侧的骨盆肌肉相关。施术手采用拇指拨法，如图中箭头所示，反复按摩该区域。

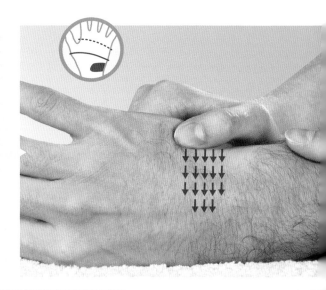

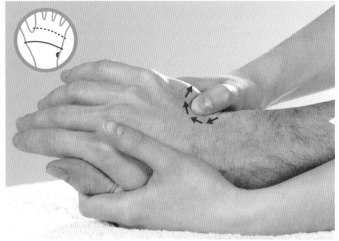

4 接下来按摩右侧髋关节和膝关节反射区，这些反射区位于手腕和腰线之间的右手背侧外缘，呈两个半月形。髋关节反射区位于手腕和腰线中间较宽广的区域。辅助手协助固定患者右手，施术手采用拇指拨法，从手腕外侧缘稍上方开始，按摩该半月形的反射区。

5 膝关节反射区位于髋关节反射区与腰线之间。施术手采用拇指拨法按摩腰线稍下方的该半月形反射区。

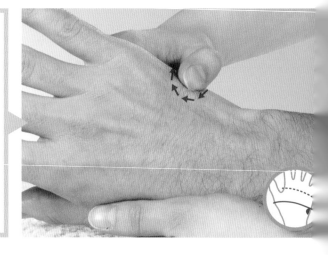

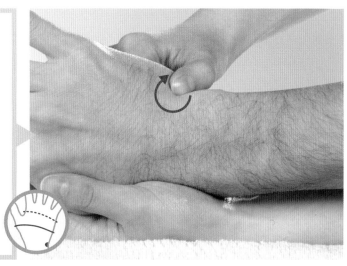

6 将施术手拇指从膝关节反射区移至腕关节，该区域刚好位于髋关节反射区的稍下方。该处便是右卵巢、右睾丸反射区，采用拇指揉法在该反射区上环形轻柔按摩数秒钟，注意用力要轻。

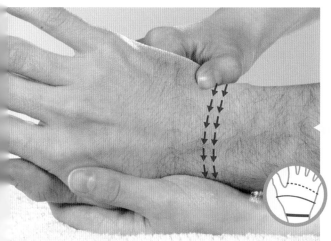

7 施术手拇指从右卵巢、右睾丸反射区开始，采用拇指拨法横过腕关节直至手内侧进行按摩。该区域就是女性的右输卵管、男性的右输精管反射区。

8 按摩至手内侧后，会发现一个位于手腕背部的小凹陷，与患者拇指和食指间的蹼在同一直线上。这个凹陷区域包含了子宫、前列腺反射区。换手，辅助手扶住患者的手，施术手采用拇指揉法在该反射区进行按摩。

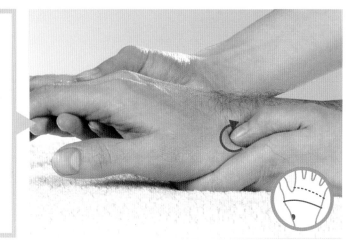

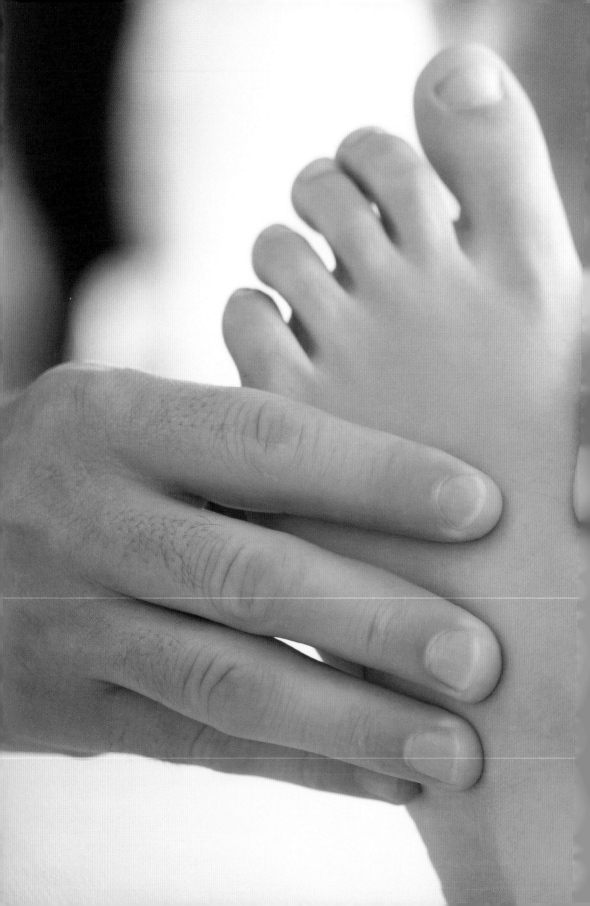

位于足背和手背的
其他反射区

按摩治疗最后一部分内容针对的是位于足背或手背上剩余的反射区。这些反射区包括乳房、中背部以及含淋巴回流在内的淋巴系统对应的反射区。在对乳房反射区进行按摩治疗的过程中，可能会遇到囊肿、肿块之类的异物。而在治疗淋巴反射区时，某些部位的虚肿可能提示了对应淋巴结肿大、受到感染等状况。

在完成对这些反射区的按摩治疗后，用第一章中提及的简单放松按摩手法对其进行最后的治疗。

乳房

乳房的基本功能是分泌和排出乳汁。而乳汁的分泌很大程度上依赖于催乳激素，当然孕酮和雌激素也对此有一定的影响。每只乳房含有 15 ～ 20 组乳腺，它们存在于脂肪组织中，乳房表面形态得以维持正是归功于脂肪组织的支撑作用。每组乳腺都连有输乳管直通乳头，乳头周围颜色较深区域为乳晕，乳晕内含有滑液腺，其分泌物可保持乳头柔软。乳房可能在月经期前或者妊娠期时，由于激素水平的变化而增大。按摩对应反射区对治疗乳房疾病有着很大的作用，如乳腺炎。

中背部

中背部包含第十胸椎与第三腰椎之间的背部区域。按摩对应反射区对所有背部相关疾病都颇有益处，比如椎间盘病、肌肉弓形及疲劳，乃至各种类型的关节炎。在治疗这些疾病时，建议除按摩中背部反射区外，还应按摩其他的脊椎反射区。

淋巴系统

淋巴系统在身体中分布十分广泛。该系统包括了主要分布于颈部、腋窝及腹股沟部位的淋巴腺和淋巴结，以及联系它们的小管道——淋巴管。淋巴管中含有淋巴液。淋巴结产生大量的淋巴细胞，这是一种白细胞，可以对抗曾出现过的炎症。所以淋巴结就像是一道屏障，可以防止感染通过淋巴管扩散。淋巴液将从血液带来的营养物和氧气运送给每个细胞，而后再通过淋巴系统返回血流。如果淋巴流动受阻，就会产生水肿。淋巴管反射区位于足背部及手背部。这其中包括上半身淋巴结，以及腋窝、乳房、腹腔、盆腔和腹股沟淋巴结。按摩这些反射区对对抗感染起着非常重要的作用。淋巴系统若能维持健康状态，则可以保护机体免遭疾病的侵害。

淋巴回流

完成对淋巴系统的按摩治疗后，最后按摩淋巴回流反射区。这些反射区在足部位于拇趾和二趾之间，在手部则位于拇指和食指之间。

淋巴系统反射区行经全部五个纵向区域，覆盖了从足趾根部到踝部以及手指指根到手腕中间的整片区域。

1 淋巴回流
2 腋窝淋巴结
3 乳房
4 中背部
5 淋巴系统

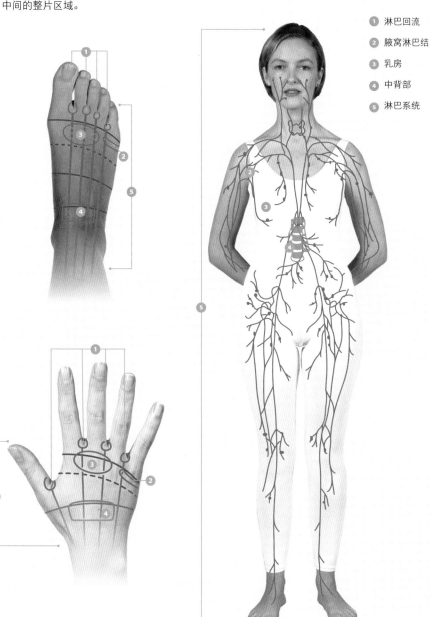

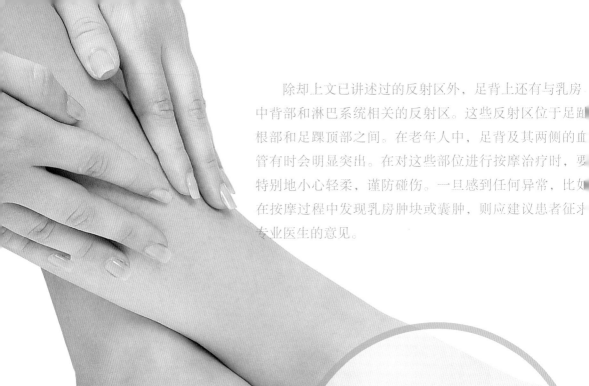

除却上文已讲述过的反射区外，足背上还有与乳房中背部和淋巴系统相关的反射区。这些反射区位于足趾根部和足踝顶部之间。在老年人中，足背及其两侧的血管有时会明显突出。在对这些部位进行按摩治疗时，要特别地小心轻柔，谨防碰伤。一旦感到任何异常，比如在按摩过程中发现乳房肿块或囊肿，则应建议患者征求专业医生的意见。

位于足背的
其他反射区

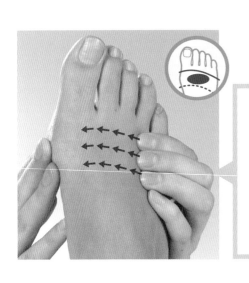

1 乳房反射区位于足背上覆盖了足趾根部和足背横膈膜线之间的全部五个纵向区域。辅助手扶住患者足部内侧，施术手拇指置于足底，三指（即食指、中指和无名指）并拢置于足背，采用并指推法按摩该反射区。

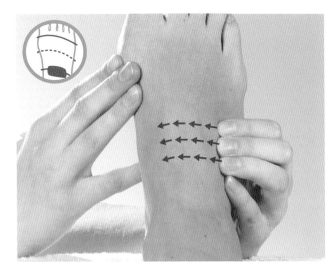

2 将施术手三指向下移至腰线稍下方的中背部反射区。继续采用并指推法按摩踝关节稍上方的五个纵向区域。施术手拇指仍应抵住足底，与三指相对。

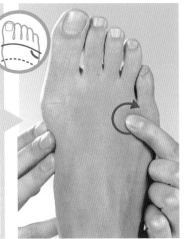

3 对淋巴系统的治疗从右腋窝淋巴结反射区开始，该反射区位于肩关节反射区稍下方，施术手食指置于该区域，拇指抵在足底，食指采用揉法环形按摩数秒钟。

4 与淋巴系统相关的其余反射区位于足背部，从趾间蹼开始直至踝关节。辅助手托住足底，施术手采用拇指拨法从拇趾和二趾间的蹼开始下行按摩，四条趾蹼线都要按摩。

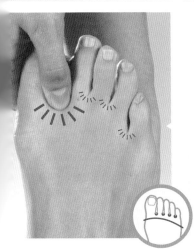

5 淋巴回流反射区位于趾间的蹼。最重要的便是拇趾和二趾之间的蹼了。辅助手托住患者的足部，施术手拇指和食指来回揉捏各趾蹼。

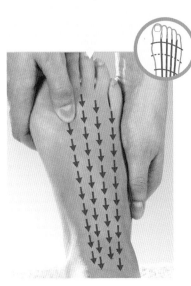

手背上同样存在与乳房、中背部和淋巴系统相关的反射区。上半身淋巴结反射区位于指蹼稍下方；腹部淋巴结反射区位于手背横膈膜线稍下方五个纵向区域内（与上文中位于足背的分区类似）；骨盆和腹股沟反射区位于手腕背部。按摩手背时，对血管突出的地方应加倍注意。因为手背上存在着与淋巴系统相关的反射区，这些反射区对预防感染尤为重要。

位于手背的
其他反射区

1 乳房反射区位于横膈膜线上方，覆盖全部五个纵向区域。辅助手托住患者的手，施术手采用拇指拨法从小指指根关节开始，沿水平方向按摩右乳房反射区至横膈膜线。

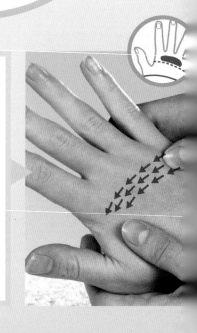

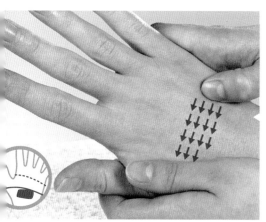

2 辅助手姿势不变，将施术手拇指移至腰线稍下方。采用拇指拨法沿水平方向按摩靠近腕部的五个纵向区域，覆盖中背部反射区。如果在按摩过程中患者有任何不适，就减轻力度。

3 对淋巴系统的治疗从右腋窝淋巴结反射区开始，该反射区位于小指指根关节处。辅助手仍扶住患者的手，施术手采用拇指拨法在该反射区反复按摩。

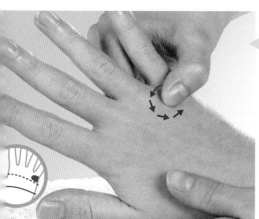

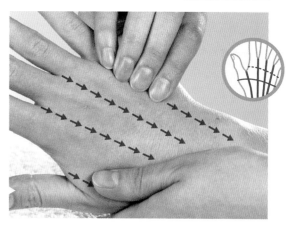

4 剩下的淋巴系统反射区覆盖了手背上所有五个纵向区域，从指蹼往下直至腕骨。施术手拇指或其他手指在掌骨之间和腕骨上方按摩手背上的相应反射区。

5 最后按摩淋巴回流反射区。施术手拇指和其余四指轻柔挤压、上下按摩指蹼。从手背外侧开始，直至拇指和食指间的淋巴回流主要反射点。

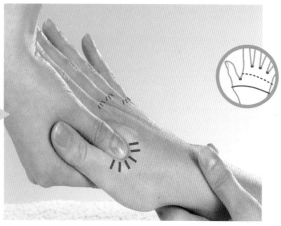

结束治疗：足部整体按摩

 在完成了所有对足部反射区的按摩治疗后，最后对其做整体按摩。这可以使患者得到放松，并促进其能量的流动。治疗对象在处于紧张状态之下或承受压力时，可在正式进行治疗之前先按摩放松一下。放松按摩主要有 5 种基本的手法：揉捏、挤压、牵拉、手指环形按摩和抚摸。如果能按照这个顺序进行按摩，效果就会特别好。按摩时间的长短可由施术者视情况自行把握。

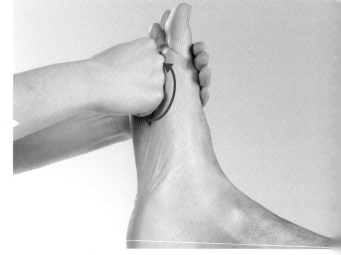

1 将一只手置于足背，另一只手握拳抵住患者足底，做环形运动揉捏整个足部。该技术促进能量流动和放松躯体的效果特别好。

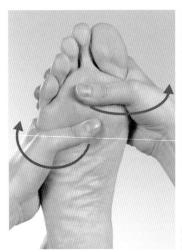

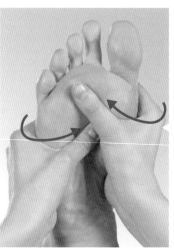

2 左右手都用虎口握住足趾趾根，双手拇指都置于足底。双手轻柔地上下来回挤压，下行至踝关节。

3 双手位置保持不变，握住靠近踝关节处往足趾方向牵拉患者足部，重复几次。该技术可使患者全身得到充分的纵向舒展，特别是脊柱。这对整天坐在办公桌前的上班族很管用。

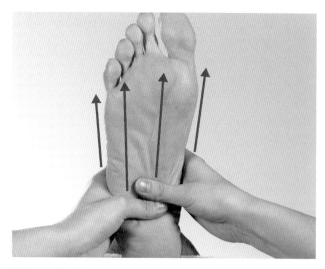

4 将双手手指置于足趾稍下方，拇指则抵在足底。手指并拢，齐做轻微的环形运动来按摩足背及足内外两侧。该技术可以刺激淋巴系统，可有效地放松躯体。

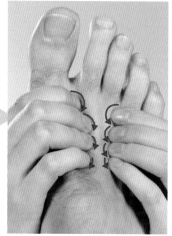

5 最后，用双手抚摸整个足部结束治疗。这样做可以刺激神经末梢，手法应尽量轻柔。从踝关节开始，用双手手指轻柔地自下而上抚摸足背及足内外两侧。时间长短可由施术者自行决定。

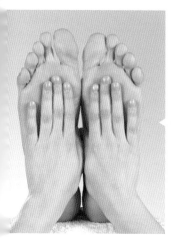

6 双足按摩完毕，双手手掌都抵住足底，持续时间长短由施术者自行决定。

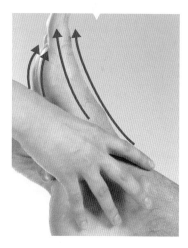

结束治疗：手部整体按摩

　　请确认已经在患者的双手上切实地对每处反射区都进行过按摩治疗，然后像对足部那样再对手部做一套最后的"整理运动"。这些按摩同样适合在治疗开始时做，帮助患者缓解紧张和压力。这些按摩手法有助于刺激能量流动，同时也具备放松躯体的效果。在使用揉捏、挤压、牵拉手法的时候，应小心为上，以免对肿胀或受损的关节带来不适或造成伤害。

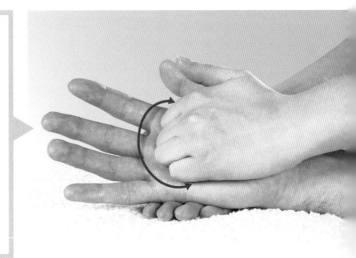

1 按摩从揉捏开始。一只手托住患者手背，另一只手握拳置于患者手心，双手做环形运动挤压患者的手。该技术能有效刺激身体中的能量流动，并为手塑形。

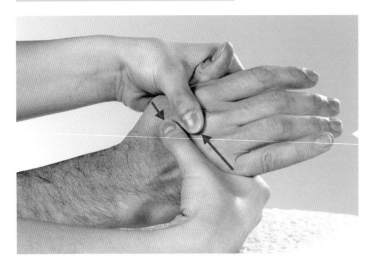

2 双手分别用虎口夹住患者的手，从指根开始，上下交替轻柔弯动患者手掌，下行直至手腕。这种手法可有效地舒展患者手部，同时也有益于患者身体内的器官。

3 从腕关节附近开始，将患者手掌向其手指方向牵拉，重复几次。该手法可以使躯体充分舒展，特别是脊柱。这对于减轻脊柱、肌肉和器官的紧张状态很有效。

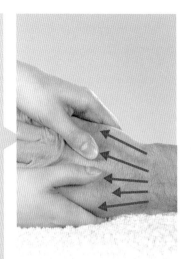

4 将双手四指置于患者手心，双手拇指置于患者手背。拇指做细微的环形按摩，从手指根部开始，向下按摩整个手背直至腕骨。这可使躯体得到充分放松。

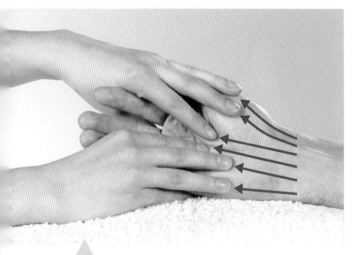

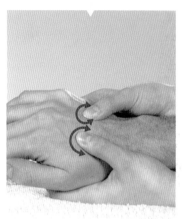

5 轻柔抚摸患者的手背和手掌。从患者手腕腹侧开始，自下而上轻柔按摩手掌。然后将患者的手翻转过来，在手背重复同样的动作。

6 完成整个手部按摩后，将双手手掌与患者手掌相对，持续时间长短由施术者自行决定。

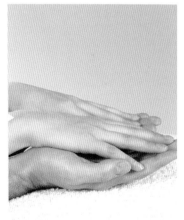

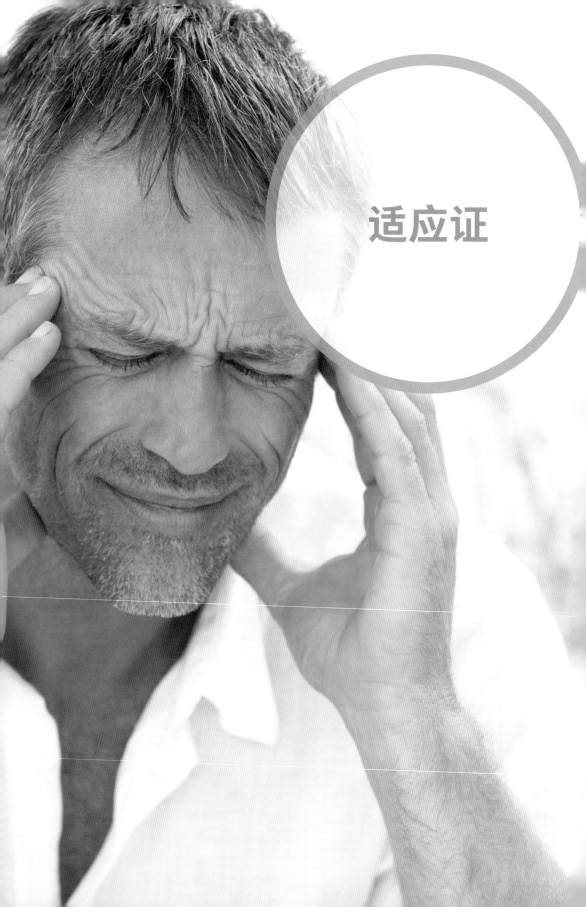
适应证

在进行反射治疗的过程中，患者经常会表现出不适。在对某些部位进行反射治疗时会使患者感到疼痛，因此需要特别留意。但不管怎么说，反射疗法并不是一种诊断手段。一定要记住：任何患者如果情况不容乐观，都应该建议其及时就医。

下文罗列出了进行反射疗法能达到一定疗效的一些疾病，按照与疾病直接相关的身体部位的顺序排列。为使你更深入地了解这些疾病，本文还详细描述了对应的病因和症状，并分别列出了需要额外治疗的反射区。

请记住：任何特定疾病的治疗都应在为患者进行全面的反射治疗后进行。

脊柱

瘫痪 脊髓联系着大脑和身体的其他部位。它位于脊柱的椎管内，由大量神经束构成，起着传导大脑和机体之间冲动的作用。与脊髓相关的神经传导控制着机体的运动和刺激感受。如果脊髓受到损伤，则损伤部位往下的机体就会出现麻木、虚弱、瘫痪的症状。

额外治疗：头部、大脑、脊髓、瘫痪部位。

脊髓脑膜炎 这是一种发生在髓膜或脑膜上的炎症，髓膜覆盖脊髓，脑膜则覆盖大脑。炎症的发生通常是由细菌或病毒感染引起的，症状包括发烧、头痛、恶心、斜颈，以及无法忍受明亮的灯光。该疾病非常严重，患者应及时接受治疗。在康复期内，反射疗法有助于患者恢复。

额外治疗：头部、大脑、脊髓、淋巴系统和脾。

头部

癫痫病 该疾病是由大脑内起通讯作用的脑电波传导发生障碍引起的。癫痫病的发病形式多种多样，有着各自的典型症状。其中，无目的地乱抓是所有症状中最具典型的一种。患者发病时会失去意识，全身肌肉僵硬，不受控制地发生痉挛。有时患者大脑会变得一片空白，但尚有自主意识。在治疗癫痫病时，施术者一定要多加小心，过分的刺激可能会引起患者向自己攻击。

额外治疗：头部、内分泌腺、脊髓和消化系统。

头痛 造成头痛的原因有很多，包括压力、紧张造成的头部或颈部肌肉组织或血管过度疲劳，或者某些潜在的功能紊乱。其他一些可能的原因则包括酗酒、睡眠过多或过少、所处环境嘈杂、乏味等。

额外治疗：头部、脊髓、鼻窦、眼部、颈部、消化系统、肝脏和太阳神经丛。

偏头痛 这是一种局限于头部某一侧的非常剧烈的疼痛病。现代医学还没有明确其病因。偏头痛易感与否有一定的家族遗传性。对某些食物过敏，比如奶酪或巧克力，或者激素失调，都可能诱发偏头痛。在发病前，患者一般会感到异常疲倦，常会产生恶心、呕吐或对亮光厌恶的症状。此外，患者还往往会有视觉模糊的症状。

额外治疗：头部、太阳神经丛、脊髓、颈部、鼻窦、眼部、下垂体、甲状腺、卵巢、消化系统和肝脏。

失眠 长时间难以入眠即为失眠，其成因多种多样——压力、忧虑、夜间就餐过晚或者饮用过多的茶或咖啡都可能引发失眠。在治疗失眠患者时，要了解他们的生活习惯以深入探究病因。

额外治疗：头部、大脑、太阳神经丛、肾上腺，疗程末期还应进行额外的足部按摩治疗。

头皮疾病 乳痂是一种生在婴儿头部的湿疹。头皮屑是头皮上死皮碎屑的异常增多。银屑癣是缺少角蛋白细胞（一种硬化物质）的增生。癣菌病是真菌感染头皮引起头皮出现鳞状皮、痒斑的疾病。

额外治疗：头部、内分泌腺、太阳神经丛和免疫系统。

鼻窦炎 鼻窦炎发生在面部骨骼或颅骨内的窦或骨腔中。该病症通常由某种病毒感染引起，如感冒，也可由过敏引起。其症状为鼻塞、鼻内产生浓稠的黄绿色分泌物、一侧或两侧眼部上方疼痛。如果上颌窦被感染，则颊部也会产生疼痛。

额外治疗：头部、面部、眼部、颈部和淋巴系统。

鼻炎 鼻炎是鼻子发生感染的一种病症。症状表现为鼻塞、鼻中产生清亮或浓稠、不透明的分泌物。最常见的病因包括病毒感染、过敏反应、鼻部息肉增生和过干的空气环境。

额外治疗：头部、面部、颈部和淋巴系统。如果患者有食物过敏，则应特别注重对消化系统的反射治疗。

眼部

白内障 眼球晶状体透明度降低，由形成晶状体的胶状物质逐渐变得浑浊所致。这种浑浊阻碍或歪曲了进入眼睛的光线，从而降低患者的视力。最常见的病因是老年人晶状体发生退化。病情严重时，晶状体发生病变，呈不透明白色。

额外治疗：头部和眼部。

结膜炎 结膜是覆盖眼睑和白眼球的透明膜，结膜炎即结膜发生炎症。该病症可能由感染或过敏反应引起。其症状为眼部充血和疼痛。如果由过敏引起，还会分泌脓液、产生发痒的症状。

额外治疗：眼部、头部和淋巴系统。

青光眼 青光眼是眼球内压力升高所造成的。在眼球内循环的液体无法排出的情况下，眼球内的压强就会升高。其症状表现为视线模糊、眼部疼痛红肿。严重时还会造成头痛和呕吐。一旦发生这种情况，患者需要接受及时的治疗。在康复期，反射疗法有助于患者恢复健康。

额外治疗：头部、脊髓、眼部和太阳神经丛。

耳部

耳鸣 耳鸣是医学术语，其症状为耳内作铃声响或轰鸣，且这种声音只有患者才听得到。声音可能是间断的，也可能是连续的。这种病症病因有好多种。

额外治疗：耳部、咽鼓管、头部、颈部、脊髓和太阳神经丛。

中耳急性感染 该疾病可能由某种病毒或者细菌感染引起。症状表现为咽鼓管肿胀、阻塞（咽鼓管连接中耳鼓室和鼻子后侧）。受到细菌感染时，中耳鼓室会分泌脓液。感冒或鼻喉感染都有可能引起该病症。其症状表现为中耳强烈刺痛，并伴有阻塞感，有时还伴有高热和部分听力丧失。

额外治疗：耳部、咽鼓管、面部、颈部、脊髓、太阳神经丛和淋巴系统。

颈部

扁桃体炎 位于咽喉后部两侧的扁桃体属于淋巴系统。扁桃体保护着呼吸系统和消化系统的入口。扁桃体炎由某种细菌或者病毒感染引起。初始症状表现为咽喉疼痛、吞咽困难，而后出现扁桃体肿大、发炎。该病症也可能伴随着发热和咳嗽。每一侧腺体都可能变得肿胀和脆弱。

额外治疗：咽喉、颈部、头部、脾部和淋巴系统。

甲状腺

单纯性甲状腺肿 意指患者的甲状腺肿大，但功能仍旧正常。主要病因是日常饮食中缺碘。其症状为颈前部有明显肿块，一般能够触摸和看到该肿块。

额外治疗：甲状腺、颈部、垂体、肾上腺和生殖腺。

甲状腺功能衰退 这是一种甲状腺活动性降低引起的病症。其病因可能是日常饮食中缺碘或者垂体功能失调。常见病症为患者代谢活动发生衰退。

额外治疗：内分泌腺，尤其是甲状腺和垂体、脊柱。

甲状腺功能亢进 这是一种甲状腺活动异常亢进导致的病症。这会造成机体内所有生化反应速度加快，对患者的神经系统和机体代谢造成影响。其症状为患者精神亢奋、体温升高、心动过速、腹泻、体重降低、肌肉萎缩、停经或少经，以及眼球突出。

额外治疗：内分泌腺、眼部和生殖腺。

肩部

肩周炎 此病症始于肩部轻伤。由于僵硬和疼痛，肩部和臂部的正常活动范围受到限制。如果不能及时治疗，症状会逐渐加重。

额外治疗：肩部、臂部、颈部、高位脊柱和太阳神经丛。

胸部

肺

哮喘 哮喘的典型症状为呼吸急促，这是由支气管壁的肌肉收缩造成的。其病因包括过敏反应、药物不适和各种情绪或心理上的波动等等。

额外治疗：肺部、支气管、心脏、横膈膜、太阳神经丛和消化系统。

支气管炎 即空气进入肺部的主要通道发生炎症，症状可能表现为急性或慢性。急性支气管炎的症状一般几天后便自动消除，而慢性支气管炎的症状一般持续时间长，且逐渐加重。该疾病主要症状表现为咳痰、呼吸急促、喘鸣、高热及上胸部疼痛。

额外治疗：肺部、支气管、咽喉、横膈膜、心脏、太阳神经丛和淋巴系统。

乳腺

乳腺炎 这是一种乳腺炎症，可能会出现在月经前，还可能由细菌感染引起。其症状表现为触摸乳腺产生疼痛感、腋窝淋巴结变软。细菌感染还能引起体温升高。

额外治疗：乳腺、淋巴反射点、臀部和肾上腺。

乳腺癌 乳腺癌是单侧或者双侧乳腺出现的恶性肿瘤。发病初始阶段，肿瘤仅位于局部。但是如果没有及时发现并进行治疗，癌细胞会通过血液循环和淋巴循环蔓延到身体其他部位。其病因至今未知。症状表现为乳腺出现肿块，可能疼痛也可能不痛。乳头还可能出现深色的分泌物，或者出现锯齿状改变。如果在乳房发现肿块，应建议患者立即接受进一步的诊查。

额外治疗：乳腺、淋巴系统、垂体、甲状腺和肺部。

心脏

心绞痛 这是心肌暂时性缺氧引起的病症，主要由冠状动脉疾病和高血压引起，少数情况下也可能由心脏瓣膜疾病引起。主要症状为心脏附近疼痛，还可能蔓延到咽喉、上颚、背部和左臂。某些患者还会出现呼吸困难、出汗、恶心及头晕等症状。

额外治疗：心脏、肺部、横膈膜、太阳神经丛和肾上腺。

上腹部

紧张、焦虑 这些病症的病因和症状多种多样。进行反射疗法可使患者放松，在治疗中发挥重要作用。

额外治疗：太阳神经丛、心脏、肺部、肾上腺，疗程末期补充进行额外的足部按摩。

肝脏

肝炎 这是一种发生在肝脏的炎症，主要由病毒感染引起，可分为甲型肝炎、乙型肝炎和丙型肝炎。甲肝通过食物和水污染传播。乙肝和丙肝则主要通过感染者的血液或性行为传播。肝炎的主要症状表现为食欲不振、恶心、黄疸，严重时会出现肝功能衰竭。某些乙肝和丙肝患者的血液具有较高的传染性。

额外治疗：肝脏、淋巴系统、胃部、大肠和小肠。

胃部

胃溃疡　胃溃疡由消化液中胃酸比例过高引起，也可能是因为某种细菌破坏胃表面覆盖的保护黏膜，使得胃上皮细胞遭到酸液和酶的破坏。主要症状表现为胃部灼痛，上腹部绞痛。

额外治疗：胃部、大肠和小肠。

消化不良　很多与饮食有关的疾病都可称为消化不良，包括腹胀、胃部灼热、恶心、口内酸味。

额外治疗：胃、大肠、小肠、横膈膜和太阳神经丛。

胰腺

糖尿病　这是由胰腺分泌胰岛素不足或者完全缺乏胰岛素引起的疾病，导致细胞和肝脏不能很好地吸收葡萄糖而血糖过高。其症状表现为多尿、多饮、身体疲乏、腿部痛性痉挛、免疫力下降等，部分患者还出现视力障碍。如果患者在注射胰岛素的同时还要接受反射治疗，那就要注意定期检测血糖水平，因为反射治疗可能会刺激到胰腺。

额外治疗：胰腺、垂体、咽部、肾上腺和肾脏。

肾上腺

艾迪生病　这是由肾上腺的外层皮质分泌的甾类激素减少所致。其主要原因是机体免疫功能紊乱导致肾上腺皮质部被破坏。常见症状为体重下降、乏力、体弱、贫血、腹泻或便秘，以及皮肤变黑。

额外治疗：肾上腺、垂体、消化系统及淋巴系统对应的所有反射区。

肾脏

肾炎　细菌感染引起的肾部炎症。其症状为尿频、下背部疼痛、水肿及周身不适。

额外治疗：肾脏、输尿管、膀胱和淋巴系统。

肾结石　该病症是由尿液中钙离子过多造成的，结石的大小各异。个头大到无法通过输尿管的结石不会造成任何问题，但较小的结石在通过输尿管和膀胱排出体外时可能造成肾绞痛、恶心和尿频。

额外治疗：肾脏、输尿管、膀胱、淋巴系统、垂体和肾上腺。

下腹部

膀胱

膀胱炎　由通过输尿管进入膀胱的细菌感染引起。其症状表现为经常会有强烈的排尿欲望，但是只能排出很少有强烈气味的尿液，还可能带血色。患者下腹部可能感到不适，并伴有低热。

额外治疗：膀胱、输尿管、肾脏、淋巴系统和前列腺。

小肠

阶段性回肠炎（克罗恩病） 该病症是一种发生在小肠末段即回肠的慢性炎症，病因至今未知。其症状为腹部绞痛、腹痛（餐后尤甚）、腹泻和周身不适。

额外治疗：大肠、小肠、肾上腺和淋巴系统。

大肠

便秘 便秘即指大肠蠕动功能不正常，或干硬的大便在通过肠管时，会给患者带来不适或疼痛。最常见的病因是日常饮食中缺乏纤维素。其他病因还包括某些药物的摄入和心理异常，比如重度抑郁。

额外治疗：小肠、大肠、肾上腺、肝脏和太阳神经丛。

癌症 在生有肿瘤的大肠里，异常细胞过度增殖而形成易出血的溃疡，或形成团块阻碍粪便排出。主要症状表现为大肠蠕动异常，即腹泻或便秘。另外，粪便可能会带血，或下腹部感到疼痛。患者必须及时就医。

额外治疗：大肠、小肠、脾、胸腺和淋巴系统。

坐骨神经痛 坐骨神经受到压迫引起的神经痛。症状表现为从臀部沿大腿背侧向下直到脚踝范围的灼痛。

额外治疗：坐骨神经和腿部背侧上部、低位脊髓、骶髂关节、臀部、膝盖和骨盆肌肉。

卵巢

卵巢囊肿 卵巢囊肿是一种生于卵巢或卵巢四周充满液体的囊。一般不会表现出任何症状，但在下腹部可能会有一块明显的坚硬肿块，一般是无痛的。如果囊肿个头很大，则可能会对膀胱造成压迫，使其难以排空。如果卵巢囊肿引起激素分泌失调，则会造成非规律性阴道出血和体毛增长。

额外治疗：卵巢、输卵管、输尿管和淋巴系统。

不孕不育症 病因多样，最常见的是无法正常产生卵子或精子，此外可能由于生殖管道结构异常以及心理因素造成，比如紧张、焦虑。

额外治疗：子宫或前列腺、卵巢或睾丸、输卵管或输精管、垂体、甲状腺和淋巴系统。

子宫

纤维瘤 该肿瘤是一种发生于子宫内或子宫外的良性肿瘤。若肿瘤体积较大，则会表现出痛经、经期延长等症状，下腹部还会出现坚硬、无痛的肿块。若纤维瘤压迫到膀胱附近区域，还会造成排尿困难。

额外治疗：子宫、卵巢、输卵管和淋巴系统。

前列腺

前列腺肿大　随着年龄增长，前列腺上会出现软骨状小结，造成前列腺的尺寸增大，压迫尿道从而阻碍尿液从膀胱中排出。症状表现为尿柱变细，甚至出现急性尿滞留。

额外治疗：前列腺、膀胱、肾脏和尿道。

睾丸

阴囊积水　清凉、稀薄液体积累在睾丸内膜和外膜之间，造成阴囊肿胀。该病症没有明确病因，阴囊发炎和损伤往往会引起该病。一般症状表现为睾丸附近出现柔软囊肿。

额外治疗：睾丸和淋巴系统。

肛门

痔疮　由直肠下部和肛门黏膜的静脉曲张引起。妇女在怀孕期间可能发生该病症，原因是肥胖的孕妇在排便期间会压迫到黏膜静脉，使其处于持续紧张状态。

额外治疗：直肠、大肠、小肠和太阳神经丛。

皮肤

牛皮癣　细胞过度增殖造成角蛋白（角蛋白使皮肤坚硬）水平异常下降而引起的皮肤病。其成因之一可能是精神压力过大。症状表现为皮肤出现或大或小的粉红板块，并覆盖有白色皮屑，通常以肘部、膝盖和头皮最为常见。某些患者的指甲生长会受到影响。

额外治疗：身体的感染部位、肾上腺、太阳神经丛、消化系统和垂体。

湿疹　一种皮肤炎症，伴有瘙痒、皮屑、红斑和小水泡。可能由过敏反应或者相关压力引起。

额外治疗：身体的感染部位、太阳神经丛、肝部、消化系统、肾上腺和肾脏。

使用特定的点压及按摩技术能够检测并排除患者手足上的能流阻塞，有助于患者的自我康复……但不管怎么说，反射疗法并不是一种诊断手段。一定要记住：任何患者如果情况不容乐观，都应该建议其及时就医。

自我治疗

反射疗法的实施应由合格的医师进行。但要是条件不允许的话，也可以尝试自我治疗。

一旦决定自我治疗，须先仔细阅读本书第一章所列的各注意事项。笔者建议对手部的反射区施术——相对于难以够到的足底而言，按摩手比较方便。

既然进行治疗，那就要做完整，不要只针对个别反射区施术。做完全套后再对有疼痛反馈的反射区着重施术。

注意不要对自己的身体做过度的刺激。须知反射疗法的原理虽是通过刺激身体使其自行修复，但这一过程的一部分是排毒，所以要是治疗太过频繁或刻意延长治疗时长，可能使受术者在事后数天内持续不适。笔者建议，一周内治疗次数不要超过两次。如果你能严谨地认真治疗，那么身体改善的感觉是很明显的。

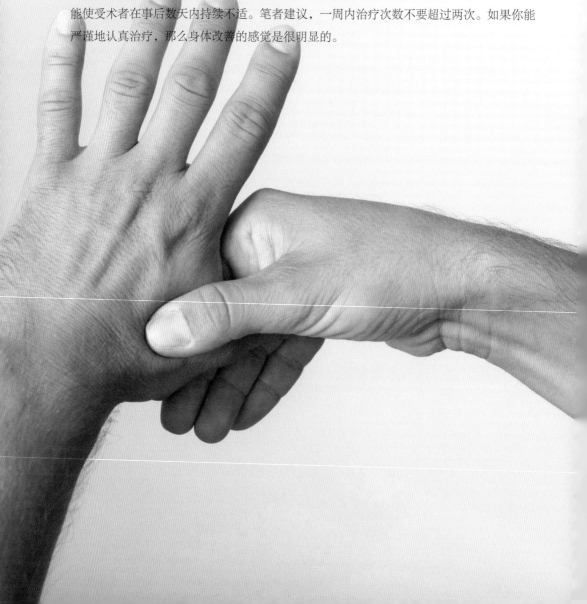

对患者的忠告

在接受专业反射治疗前，要先确定施术医师确实是在有知名度的反射疗法培训学校中获得了资格认证书。在联系的时候就要问清楚医师师从何处，然后再和提到的培训学校联系，看此人姓名是否在该校从业者注册名单上。

在英国，对医师资格的检验可以通过补充与自然医学协会进行。补充与自然医学协会会给出认证学校名单，也能够给出在英国辅助医师注册名单上出现的医师姓名——只有持有资格证书且从业三年以上的正规医师才能被纳入该注册名单。

笔者建议一个正常疗程至少要包含六次治疗，就算开始有点难办也最好尽量遵循这个原则。要知道，自己的健康还是要由自己负责。如果能有合格的反射治疗师为你治疗，你会很快发现自己的健康状况得到了改善，身体感觉更好了，体内充满活力。

如果能有合格的反射治疗师为你治疗，
你会很快发现自己的健康状况得到了改善，
身体感觉更好了，体内充满活力。

结束语

本书通篇都在介绍对手掌、足底上的反射区进行按摩，来对特定器官和部位进行治疗。其实，手指和脚趾也具有相当的施术治疗价值。

反射疗法要求我们通过自己的身体去感受大自然和身边的律动，但要做到这点，就需要大量的时间、自律和专注。让我们学会融入大自然吧——在花园、乡间赤着脚散散步；通过手脚的触碰去感受石头、植被、水晶和色彩各不相同的律动；倾听来自内心的声音，直面自己脑海中的直觉。工作时，试试只穿棉布、丝绸等天然纤维做成的服装，不要让人造纤维干扰到我们身边的电磁场，阻碍我们和自然的联系。

在最后，笔者想与大家分享《足部反射区治疗》一书的作者汉妮·马夸特提出的一些观点，这是她在一次笔者参与其中的会议上提出来的——

"脚，作为反射疗法的施术对象，是所有人都有的身体部位，必须视之为能够联结人们的共同因子。在施术时，反射治疗师应怀着一颗谦逊的心低头给予治疗。他们要明白，能运用自己的技能去帮助他人，是一种荣幸。"

患者求医往往只求"头痛医头脚痛医脚"，追求药到病除、直击患处。但身体疾病（disease）往往揭示了生活中的种种困扰（dis-ease），不正是如此吗？反射治疗师的任务不仅是治"病"，也要治"人"，治疗患者的整体生活，就是说有些身体之外的因素也要予以考虑。"足底"的英文发音（sole）近似"灵魂"的英文发音（soul），这提醒我们在进行整体治疗时，不要忘记治愈灵魂。

笔者相信，纯洁无瑕的爱也可以治疗疾病。如果医师能够满怀爱意地进行治疗，并帮助患者学会爱惜自己，这有助于促进疗愈。我们的脚反映整个身体状况，同样地，我们自身也凝聚着充盈于宇宙中的疗愈之爱。

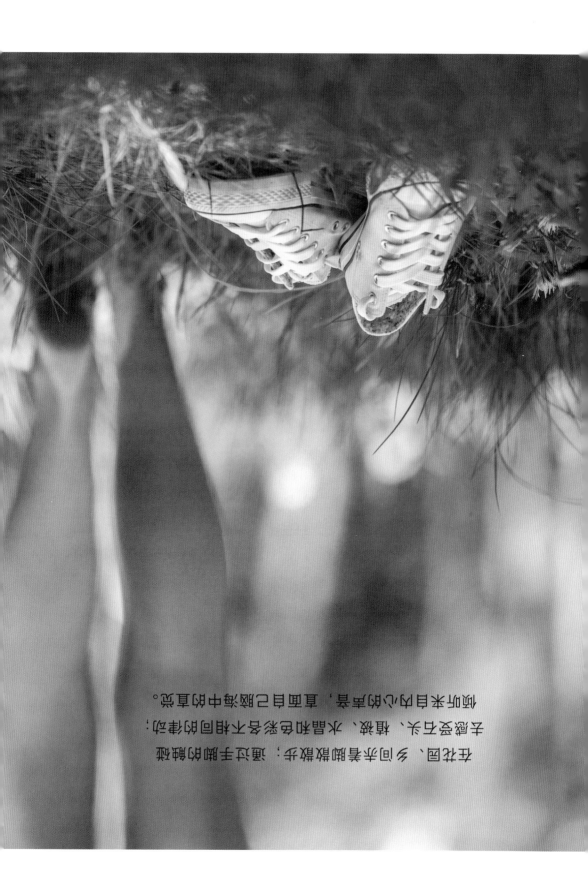

花花图，多圆并看脚探报步：通过手脚的摆插
名暖各尖头，横接，水晶和各类多木桶海的沸动；
你听来自内心的声息，直面自己脑海中的真实。

术语表

胆红素　由血红蛋白分解后产生的橙黄色胆色素，使粪便呈褐色。

肝炎　肝细胞发生病毒性感染，常导致严重的肝损伤。

冠状动脉　为心肌供血的两条动脉。

滑囊　在关节接触面中存在的囊，囊中的滑液使关节得以自由活动。

滑囊炎　滑囊发炎，常导致关节疼痛。

黄疸　皮肤、眼白部分和其他一些组织呈黄色。黄疸不是病，是由于各种原因导致的血液中胆汁浓度增加引起的。

回肠　小肠的最后一段，下接大肠。

静脉曲张　从皮肤表面即可看见的肿胀静脉，会引起循环系统的堵塞，甚至破裂出血。

隆起　出现在骨、牙、指甲上的明显凸起。

免疫系统　机体应对不同感染所具备的防御机制。胸腺对某些机制的激活有重要作用。

内侧面　在反射疗法中指足、手、手指和足趾靠近身体的一面。

内分泌系统　由身体内分泌特殊化学物质——激素的腺体或器官组成。激素在体内化学变化和器官活动中有重要作用。

贫血　血液红细胞或血红蛋白数量不足导致疲劳、面色苍白和呼吸困难。

生殖系统延长区　与慢性或长期生殖系统疾病相关的反射区域。

锁骨　连接肩胛骨与胸骨的骨骼解剖学名称。

褪黑素　由松果体分泌的一种激素，一般认为其参与了生殖系统的功能。

外侧面　在反射疗法中指足、手、手指和足趾远离身体的一面。

小脑　脑的一部分，与身体平衡及肌肉协调运动有关。

心绞痛　心肌因为冠状动脉问题短暂缺氧引起疼痛。

血红蛋白　血红细胞中携带氧气的物质，使血液呈红色。

腋窝　胳肢窝的专业叫法。

子宫内膜　在子宫内壁上的一层黏膜。

子宫内膜异位　子宫内膜出现在子宫外的其他地方，会引起疼痛。

自主神经系统　神经系统的一部分，由大脑发出的刺激传到平滑肌、心肌和腺体的内脏神经细胞组成。